Schriftenreihe Neurologie — Neurology Series

Band 3

Klaus Kunze

Das Sauerstoffdruckfeld im normalen und pathologisch veränderten Muskel

Untersuchungen mit einer neuen Methode
zur quantitativen Erfassung der
Hypoxie in situ

Mit 67 Abbildungen

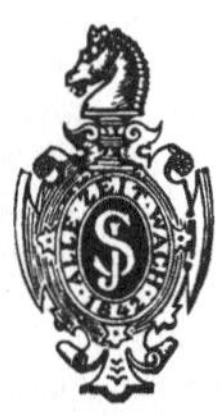

Springer-Verlag Berlin · Heidelberg · New York 1969

Privatdozent Dr. med. KLAUS KUNZE
Oberarzt der Neurologischen Universitätsklinik Gießen
(Direktor: Prof. Dr. F. ERBSLÖH).

*Die Untersuchungen, über die in dieser Arbeit berichtet wird,
wurden mit apparativer Unterstützung der Deutschen Forschungsgemeinschaft durchgeführt,
der dafür gedankt sei.*

ISBN-13: 978-3-540-04705-6   e-ISBN-13: 978-3-642-86083-6
DOI: 10.1007/978-3-642-86083-6

Titel-Nr. 3423

Vorwort

In der vorliegenden Monographie wurde der Versuch unternommen, die lokale Sauerstoffdruckmessung im Muskelgewebe in den Rahmen einer erweiterten klinisch-neurologischen Diagnostik einzubauen, um damit zusätzliche Informationen über die Bedeutung der lokalen Sauerstoffversorgung des Muskels für eine Reihe von neuromuskulären Erkrankungen zu erhalten. Herr Professor Dr. F. ERBSLÖH, Gießen, und Herr Professor Dr. D. W. LÜBBERS, Dortmund, haben die Arbeit in vielfältiger Weise unterstützt. Dafür sei ihnen an dieser Stelle gedankt. Darüber hinaus gilt Herrn Professor Dr. F. ERBSLÖH mein besonderer Dank für die Auswahl und Beurteilung der Muskelbiopsien. Schließlich wurde die Arbeit in dieser Form erst möglich durch die unermüdliche Mithilfe meiner Frau.

Dem Springer-Verlag möchte ich für die hervorragende Ausstattung danken.

Gießen, Oktober 1969   KLAUS KUNZE

Liste der verwendeten Abkürzungen

pO_2	=	Sauerstoffdruck
pO_2-Feld	=	Sauerstoffdruckfeld, O_2-Druckfeld
EMG	=	Elektromyogramm
ENG	=	Elektroneurogramm
GOT*	=	Glutamat-Oxalacetat-Transaminase
GPT*	=	Glutamat-Pyruvat-Transaminase
CPK*	=	Kreatinphosphokinase
LDH*	=	Laktatdehydrogenase
M. tib. ant.	=	Muskulus tibialis anterior
M. ext. dig. comm.	=	Muskulus extensor digitorum communis
mot. NLG	=	motorische Nervenleitungsgeschwindigkeit
max.	=	maximal
Dross.	=	Drosselung
Pt	=	Platin
KCL	=	Kaliumchlorid

* sämtliche Fermentaktivitäten sind im Serum bestimmt.

Inhaltsverzeichnis

I. Einleitung

Vorbemerkungen zur Histologie, Physiologie und Pathologie der Skeletmuskulatur mit besonderer Berücksichtigung der Sauerstoffversorgung

Problemstellung

Der Skeletmuskel ist zur Deckung seines Energiebedarfs auf eine ausreichende und adaptationsfähige Sauerstoffversorgung angewiesen, denn bei Muskeltätigkeit steigt der Energiebedarf häufig sprunghaft an. Da aber die notwendige erhöhte Sauerstoffzufuhr während der Muskelarbeit erst langsam einsetzt, kann der Muskel auf anaerobem Wege Energie bereitstellen und eine Sauerstoffschuld eingehen, die erst nach der Muskelarbeit abgedeckt wird.

Sauerstoffmangel führt im Skeletmuskel wie auch in anderen Geweben, wenn er lange genug besteht und die kritische Grenze überschreitet, zu Parenchymnekrosen. Diese stellen sich im histologischen Bild als segmentale Myolysen dar mit zunächst aktivierten und schließlich in die Nekrobiose mit einbezogenen Kernen (Abb. 1). Solche

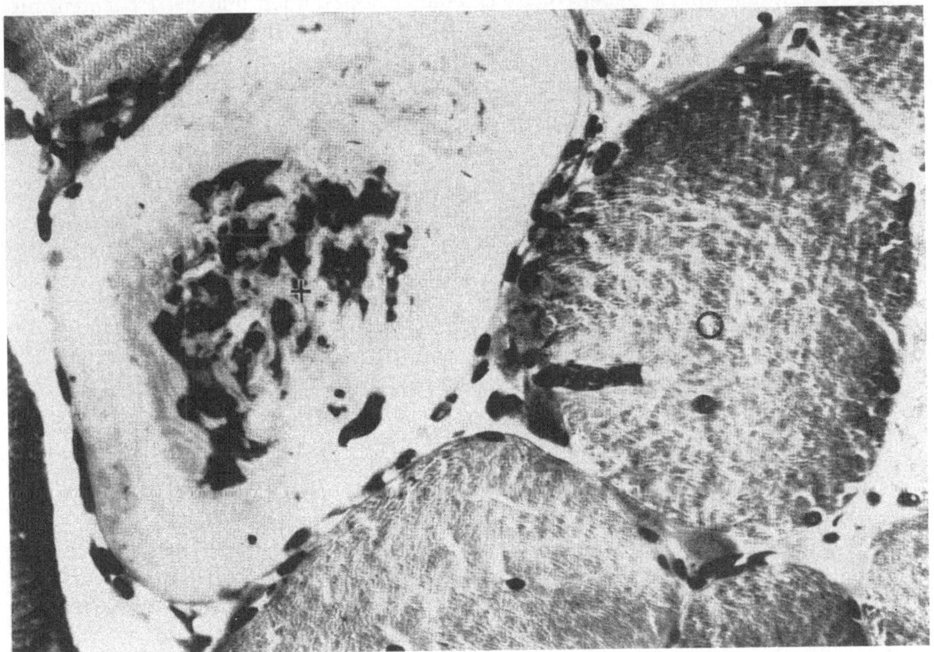

Abb. 1. Einzelfasernekrose (+) einer hypertrophischen Muskelfaser bei nucleärer Atrophie. Daneben eine unversehrte, durch Anpassung hypertrophische Muskelfaser im Querschnitt mit einer intrafibrillären blutgefüllten Capillare (○). (Masson-Goldner, Mikr.Vergr. 260fach auf 24 × 36)

Einzelfasermyolysen finden sich deshalb nach längerem Zirkulationsstop bei Verschlußkrankheiten und auch bei Intoxikationen. Darüber hinaus werden sie aber als unspezifischer Befund auch bei neurogenen und myogenen Muskelerkrankungen beobachtet.

Tierexperimentelle Untersuchungen (BASS; DREYFUS u. SCHAPIRA) konnten zeigen, daß bei neurogenen und myogenen Atrophien der Sauerstoffmangel als eine der möglichen Ursachen zu diskutieren ist. Es erhebt sich damit die Frage, ob die Einzelfasermyolysen, wie sie bei verschiedenen Muskelerkrankungen beobachtet werden, nicht durch eine lokale Hyp- bzw. Anoxie bedingt sind.

Mit den bisher vorhandenen Methoden lassen sich aber lokale Hypoxien oder Anoxien in der Muskulatur nicht nachweisen. Daß es sie gibt, konnten LÜBBERS u. Mitarb. im Tierversuch am Gehirn und an der Leber durch spektrophotometrische Untersuchungen zeigen.

Die Regulation des O_2-Verbrauches erfolgt in den Mitochondrien und der O_2-Transport von Capillare zu Mitochondrien durch Diffusion. Es läßt sich deshalb aufgrund des O_2-Verbrauches eines Organes, wie er sich aus $AVDO_2$-Werten und Durchblutungsgröße ergibt, nichts über die O_2-Versorgung aussagen. Das ist nur durch Messung von Sauerstoffdrucken möglich.

Für die Beurteilung der lokalen Sauerstoffversorgung reicht aber, wie diese Arbeit zeigt, nicht die Messung einzelner Sauerstoffdrucke im Gewebe aus, sondern man muß hierfür die lokale Sauerstoffdruckverteilung — das Sauerstoffdruckfeld kennen.

Die Ausmessung dieser Sauerstoffdruckfelder bei Gesunden und bei Patienten mit Muskelkrankheiten ist das Thema der vorliegenden Arbeit.

Diese Untersuchungen wurden durchgeführt, um zu prüfen, ob bei Patienten mit Myopathien und neurogenen Affektionen der Muskulatur bzw. ob bei bioptisch dargestellten Einzelfasermyolysen lokale Hypoxien oder Anoxien in der Muskulatur mit dieser Methode nachzuweisen sind.

II. Die Sauerstoffversorgung der Skeletmuskulatur

Vorbemerkungen

Der Muskel bezieht seine Energie im wesentlichen aus der Oxydation von Kohlehydraten und Fetten. Der unmittelbare Energielieferant ist die Adenosintriphosphorsäure (ATP). Wie jedes andere Gewebe zeigt auch der quergestreifte Muskel einen Ruheumsatz, der allerdings erheblich unter dem Tätigkeitsumsatz liegt. Bei Kontraktion steigt der Energiebedarf sprunghaft an, und die Nachlieferung von Sauerstoff

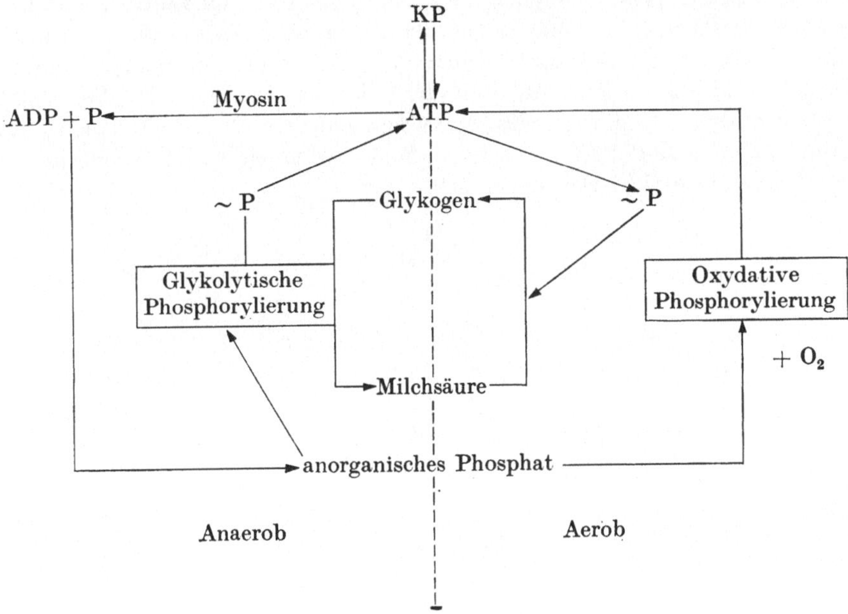

Abb. 2. Schematische Darstellung der Wege der aeroben und anaeroben Energiegewinnung im Muskel. (Nach H. REICHEL)

über eine gesteigerte Durchblutung erfolgt erst später. Der Muskel ist deshalb nach Ausschöpfung des Myoglobin-O_2-Speichers auf eine anaerobe ATP-Synthese (Abb. 2) angewiesen und geht damit eine Sauerstoffschuld ein, deren Abtragung nach der Kontraktion erfolgt (DAVIES u. BRONK; A. V. HILL; D. K. HILL; KRAMER u. Mitarb.; KROGH u. LINDHARD; LÜBBERS; MEYERHOF; MILLIKAN).

Die Funktion der Mitochondrien

Die Bereitstellung der chemischen Energie erfolgt in allen aerob lebenden Zellen in den Mitochondrien (LEHNINGER; KLINGENBERG; SLATER).

Die Mitochondrien sind längliche 0,5—5 µ große Gebilde, die von einer osmiophilen Doppelmembran umgeben sind. Im Inneren dieser Gebilde finden sich ebenfalls solche Doppelmembranen und nach ihrer unterschiedlichen Anordnung — lamellär, tubulär oder parallel — kann man sie morphologisch in verschiedene Typen aufteilen. Diese Mitochondrien liegen im Gewebe an Stellen, wo Energie gebraucht wird und schon 1910 konnte HOLMGREN nachweisen, daß ein Zusammenhang zwischen ihrer Anordnung und der Funktion des Gewebes besteht. Diese Untersuchungen konnten später von anderen Untersuchern bestätigt werden (VOGELL). So fand sich in den Skeletmuskeln der Warmblüter, also Muskeln mit einer intermittierenden Aktivität, eine Anordnung an I-Bändern und paarweise beiderseits der Z-Scheiben, wo sie sich wie Schläuche um die Myofibrillen legen können (PORTER u. PALADE). In kontinuierlich arbeitenden Muskeln, wie z. B. dem Herzmuskel und Flugmuskel von Insekten, ist die Mitochondrienzahl größer. Sie liegen hier eng gepackt in Kolonnen zwischen Myofibrillen, und WOLLENBERGER konnte durch Ausplanimetrieren finden, daß sie im Herzmuskel etwa 30⁰/₀ des zur Verfügung stehenden Raumes einnehmen.

In den Mitochondrien finden sich die Fermente für die Endoxydation, während der vorbereitende Abbau der Kohlenhydrate, Fettsäuren, Aminosäuren und Ketonkörper im extramitochondrialen Raum erfolgt. In den Muskelmitochondrien werden als Abbauprodukte der Kohlenhydrate, Pyruvat und Glycerinphosphat, von den Fettsäuren alle von Acetat bis Stearat, von den Aminosäuren Glutamat, Aspartat und Alanin und von den Ketonkörpern Acetoacetat und β-Hydroxybutyrat oxydiert.

Dementsprechend enthalten die Mitochondrien die Fermente der Atmungskette und das System der Dehydrogenasen. Außerdem enthalten Muskelmitochondrien auch Kreatinphosphokinase (CPK) und der mitochondriale Anteil der CPK-Aktivität kann bis zu 50⁰/₀ betragen (JACOBS; PETTE).

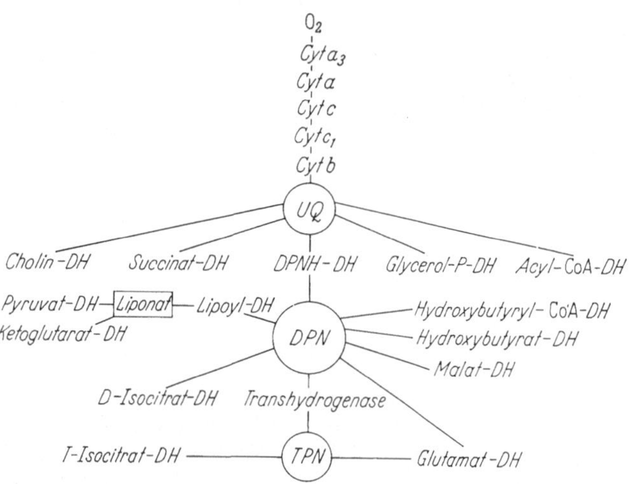

Abb. 3. Schema der Wasserstoff- und Elektronenübertragung an das System der Dehydrogenasen und Atmungskette. (Nach M. KLINGENBERG)

Die Atmungskette (s. Schema auf Abb. 3) stellt den gemeinsamen Weg der Reduktionsäquivalente dar, die aus verschiedenen Substraten herkommend zum Sauerstoff weitergegeben werden. Der Wasserstoff wird dabei durch die Pyridinnucleotide unter Einsatz der Flavoproteine auf die Atmungskette überführt. Die Atmungsgeschwindigkeit der Mitochondrien, d. h., der Sauerstoffverbrauch pro Zeiteinheit, wird durch das Phosphorylierungspotential ATP/ADPxP bestimmt und bei zunehmendem ATP vermindert. Sie ist von Bedeutung für den kritischen pO_2, der für die Beurteilung der Sauerstoffversorgung der Gewebe eine wichtige Größe darstellt.

Entsprechend der unterschiedlichen Muskelfunktion findet sich ein verschiedener Mitochondriengehalt, der sich nicht nur elektronenmikroskopisch, sondern auch biochemisch durch Messung der einzelnen Fermentaktivitäten nachweisen läßt, wie aus den Untersuchungen von BÜCHER, CHANCE, KLINGENBERG u. a. hervorgeht. Ein Beispiel für die unterschiedliche Fermentausstattung von Mitochondrien verschiedener Muskeln zeigt Tabelle 1.

Tabelle 1. *Redoxkomponenten der Atmungskette in Muskelmitochondrien.* (Nach KLINGENBERG)

Organ	Cyt a	Cyt $(c+c_1)$	Cyt b	Ubichinon	DPN	TPN	Literatur
			μMol/g Prot.				
Beinmuskel, Ratte	0,35	0,46	0,40	5,2	7,6	1,2	KLINGENBERG, BÜCHER, 1959
Herzmuskel, Ratte	0,65	0,72	0,55	7,0	11,0	1,6	KLINGENBERG, SLENCZKA, RITT, 1959
Brustmuskel, Taube	0,70	0,86	0,56	6,9	11,0	1,8	SCHOLLMEYER, KLINGENBERG, 1962
Zwerchfell, Kalb	0,43	0,39	—	—	7,1	2,0	BODE, 1963, unveröffentlicht
Thoraxmuskel, Locusta	0,75	1,10	0,71	4,2	6,3	0,4	SZARKOWSKA, KLINGENBERG, 1963
Leber, Ratte	0,30	0,35	—	2,4	4,0	6,0	
Weitere Angaben aus der Literatur							
Herzmuskel, Rind	1,31	0,68	0,68	3,7			BLAIR, ODA u. GREEN, 1963
					5,7	0,8	LESTER et al., 1958
Herzmuskel, Ratte	0,70	0,80			2,0		CHANCE u. BALTSCHEFFSKY, 1958
					1,5		JACOBSON u. KAPLAN, 1957
					6,4		HOLTON et al., 1957
Herzmuskel, Taube	0,75	0,95	0,48	7,0	20		CHANCE u. HAGIHARA, 1961
Phormia regina					4,7		PRICE u. LEWIS, 1959

Durch Berechnung des Cytochrom-Turnover läßt sich die maximale Atmung von Mitochondrien mit der O_2-Aufnahme des gesamten Muskels vergleichen. Es ist damit von biochemischer Seite eine Möglichkeit gegeben, Aussagen über die Gewebeatmung der Muskulatur zu machen.

Zu erwähnen ist, daß sich „weißen" und „roten" Fasern unterschiedliche Fermentausstattungen nachweisen ließen, wobei „weiße" Fasern eine wesentlich größere Fähigkeit zur Glykolyse zeigten (ENGEL; OGATA; PETTE; RICHTERICH u. a.).

Der kritische Sauerstoffdruck

Die Atmung der Mitochondrien, also ihre Sauerstoffaufnahme pro Zeiteinheit, ist, wie oben schon angeführt, vom ATP/ADPxP-Potential abhängig. So lange der kritische Sauerstoffdruck nicht erreicht ist, ist die Mitochondrienatmung nicht vom jeweiligen Sauerstoffdruck abhängig.

Der Transport des Sauerstoffs im Gewebe zu den Mitochondrien erfolgt durch Diffusion, wobei die Sauerstoffpartialdruckdifferenzen die treibende Kraft darstellen. Für die Beurteilung der Sauerstoffversorgung ist deshalb wichtig, die Sauerstoffpartialdrucke bzw. das Sauerstoffdruckfeld und nicht die Sauerstoffkonzentration im Gewebe zu kennen.

Das läßt sich leicht an folgendem Beispiel erläutern: Zwei Lösungen haben die gleiche Sauerstoffkonzentration u, aber einen verschiedenen Löslichkeitskoeffizienten α_1 und α_2. Da $u = \alpha \cdot p$ ist, muß, da beide Lösungen die gleiche O_2-Konzentration haben, im Diffusionsgleichgewicht ein unterschiedlicher pO_2 vorhanden sein, also:

$$u = \alpha_1 \, p_1$$
$$u = \alpha_2 \, p_2 \,.$$

Weil aber der Sauerstofftransport durch Diffusion erfolgt, wird an der Grenzschicht sich erst nach Ausgleich der Drucke ein „steady state" einstellen können, was verschiedene Konzentrationen zur Folge hat.

Da sich der O_2-Löslichkeitskoeffizient im Gewebe mit den verschiedenen Strukturen und mit der Blutmenge von Punkt zu Punkt ändert, sagt die Kenntnis der O_2-Konzentration, selbst wenn man sie messen könnte, für die O_2-Versorgung eines größeren Gebietes wenig aus, weil nur die Sauerstoffdruckgradienten für die Diffusion entscheidend sind.

Die Atmung der Mitochondrien wird erst sauerstoffdruckabhängig, wenn der kritische pO_2 erreicht ist. Messungen dieses kritischen pO_2, die bei Mitochondrienpräparationen verschiedener Organe durchgeführt wurden (BÄNDER u. KIESE; CHANCE; FRIMMER; GLOSSMANN; GIBSON u. GREENWOOD; HEGNER; LONGMUIR; LÜBBERS u. Mitarb.), ergaben unterschiedliche Werte zwischen unter 1 Torr bis 10—20 Torr. An Lebermitochondrien konnten LÜBBERS u. Mitarb. nachweisen, daß es bei Präparationen leicht zu Konglomeratbildungen kommt und daß diese einen erheblich höheren kritischen pO_2 haben als isoliert liegende Mitochondrien, bei denen die kritischen pO_2-Werte um 2 Torr (37° C) anzusetzen sind. Die große Schwankungsbreite, der von den verschiedenen Autoren angegebenen Werte für den kritischen mitochondrialen pO_2, ist deshalb wahrscheinlich methodisch bedingt. Bei Angabe des kritischen Druckes muß die Atmungsgeschwindigkeit bekannt sein, da wie LÜBBERS u. KESSLER gefunden haben, der kritische Druck mit Verringerung der Atmungsgeschwindigkeit sinkt. Kritische mitochondriale Drucke sollten auf die maximale Atmungsgeschwindigkeit bezogen werden. Wird die Konzentration der Atmungsfermente so vergrößert, daß im Gewebe keine maximale Atmung erreicht wird, dann kann der effektive kritische Druck auf unter 1 Torr absinken, ohne daß eine Hypoxie vorliegt (LÜBBERS).

Vom *kritischen mitochondrialen pO*$_2$ ist der *kritische pO*$_2$ *eines Organes* zu unterscheiden. Er ist u. a. vom Funktionszustand, dem Sauerstoffverbrauch, dem Capillarabstand abhängig. Für den ruhenden Skeletmuskel liegt der kritische pO_2 zwischen 25—30 Torr (A. T. MILLER u. Mitarb.; STAINSBY u. OTIS), während er bei Kontraktion ca. 10 Torr beträgt (MERCKER u. Mitarb.; A. T. MILLER u. Mitarb.; STAINSBY u. OTIS). Infolge der größeren Cytochrommenge sind kritische pO_2-Werte für das Herz um 6 Torr (BRETSCHNEIDER) und für das Gehirn 17 (OPITZ u. SCHNEIDER) und 23 Torr (SCHAERTLIN) angegeben worden. Unterhalb dieses kritischen pO_2 ist die Cytochromoxydase der Atmungskette nicht mehr voll mit Sauerstoff gesättigt, das bedeutet, daß die oxydative Phosphorylierung zur ATP-Bereitstellung nicht mehr im vollen Umfange erfolgen kann, und die anaerobe ATP-Bereitstellung, besonders durch

Glykolyse, einsetzen muß. Der *kritische pO₂ eines Organes* ist deshalb als der Sauerstoffdruck zu interpretieren, bei dem der Sauerstoffantransport noch eine O₂-Sättigung der Cytochromoxydase unter den gegebenen Bedingungen gewährleistet. Der kritische O₂-Versorgungsdruck stellt für ein Organ damit eine charakteristische Größe dar.

Modellvorstellungen zur Sauerstoffversorgung im Gewebe

Der Sauerstofftransport im Gewebe erfolgt durch Diffusion des Sauerstoffes aus der Capillare zu den Mitochondrien. Das Myoglobin wirkt dabei als intracellulärer O₂-Speicher mit kurzer Zeitkonstante (MILLIKAN). Ob die „facilitated diffusion" nach SCHOLANDER für den O₂-Transport im myoglobinhaltigen Muskel eine nennenswerte Rolle spielt, ist noch nicht zu entscheiden.

Schon SPALTEHOLZ und RANVIER war die regelmäßige Anordnung von Zellen und Capillaren in Muskelschnitten aufgefallen. KROGH führte Capillar- und Zellzählungen und Bestimmungen des O₂-Diffusionskoeffizienten durch und entwickelte zu-

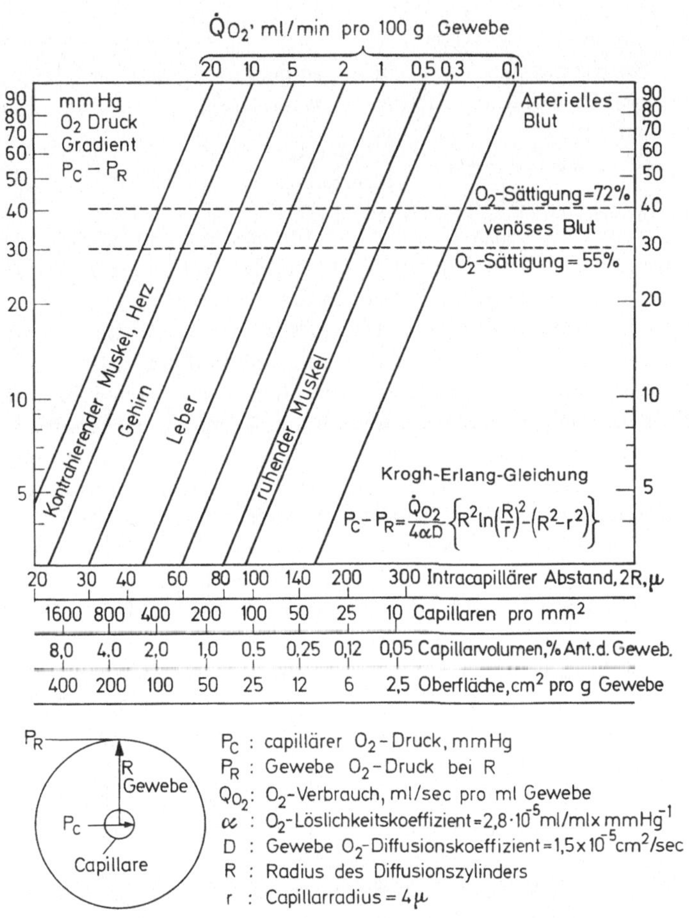

Abb. 4. Diskussion der Krogh-Erlang-Gleichung für verschiedene Organe. (Nach E. M. LANDIS u. J. R. PAPPENHEIMER, 1963)

sammen mit ERLANG eine mathematische Formulierung für die Sauerstoffversorgung des Gewebes. Dieses Modell geht von der Annahme aus, daß ein Gewebecylinder von einer zentral gelegenen Capillare gleichmäßig mit Sauerstoff versorgt wird und daß die Atmung, also der O_2-Verbrauch, überall im Cylinder gleich groß ist. Die Sauerstoffversorgung des Gewebes ist demnach durch die Atmung bestimmt, durch den O_2-Diffusionskoeffizienten (bzw. den O_2-Leitwert) und den Capillarabstand. LANDIS u. PAPPENHEIMER haben anhand dieser mathematischen Formel die Sauerstoffversorgung für verschiedene Gewebe diskutiert und die Ergebnisse graphisch dargestellt (Abb. 4).

Dieses Modell wurde von A. V. HILL, KETY, ROUGHTON und vor allem von THEWS verbessert. THEWS bezog nicht nur die Längs-, sondern auch die Querdiffusion in der betrachteten Capillare mit ein und ersetzte in der Betrachtung den Versorgungscylinder durch sechseckige Körper, mit denen sich die Versorgung besser beschreiben läßt.

Der Sauerstoffdruck p im Abstande r von der Cylinderachse ist dann durch folgende Beziehung gegeben:

$$p = p_{R1} - \frac{AR_2^2}{2K} \ln \frac{r}{R_1} - \frac{AR_1^2}{4K} \left(1 - \frac{r^2}{R_1^2} \right)$$

dabei sind:

R_1 = Capillarradius (cm)

R_2 = Radius des Kroghschen Versorgungscylinders (cm)

p_{R1} = der pO_2 an der Capillarwand, der nicht mit dem mittleren pO_2 in der Capillare übereinstimmt

K = O_2 Leitfähigkeit des Gewebes $\left(\dfrac{cm^3\ O_2}{cm\ min\ Atm} \right)$

A = O_2-Verbrauch $\left(\dfrac{cm^3\ O_2}{cm^3\ min} \right)$ (THEWS, 1960).

Durch Einsetzen der verschiedenen Werte für die Entfernung r von der Cylinderachse, läßt sich der pO_2-Abfall im Gewebe in der Entfernung r von der Capillare verfolgen. Die niedrigsten Werte finden sich am Cylindermantel am venösen Ende der Capillare, der sog. „tödlichen Ecke". Für diese „tödliche Ecke", also dort, wo sich eine Störung der Sauerstoffversorgung in diesem Modell am ehesten bemerkbar macht, fanden sich für das Gehirn und den Herzmuskel Werte um 5 Torr. Nach inzwischen vorliegenden Untersuchungen ist dieser Wert zu hoch, da am intakten und voll funktionsfähigen Gehirn und Herzmuskel im Tierversuch und im normalen menschlichen Skeletmuskel Werte bis um 1 Torr gemessen wurden.

So fand MILLIKAN bei Myoglobulinuntersuchungen während der Muskelkontraktion, daß das Oxymyoglobin sehr schnell entsättigt wird. Da aber der Halbsättigungsdruck für Oxymyoglobin bei physiologischem pH-Wert schon bei 3 Torr liegt, mußte selbst unter physiologischen Bedingungen der intracelluläre pO_2 weitaus niedriger liegen. CHANCE u. Mitarb., GIBSON u. GREENWOOD, JÖBSIS u. a. konnten in letzter Zeit außerdem durch spektrophotometrische Untersuchungen an Atmungsfermenten in vitro, und zwar an Mitochondrienpräparationen und an Hirn- und Muskelgewebe nachweisen, daß Sauerstoffdrucke unter 1 Torr vorkommen.

Ein wesentlicher Punkt für die Betrachtung der Sauerstoffversorgung im Rahmen von Modellvorstellungen ist die komplizierte Struktur des Gewebes.

Die auf KROGH zurückgehende und zunächst für die Muskulatur entwickelte quantitative Analyse der O_2-Versorgungsbedingungen basiert auf Capillarzählungen und auf der Annahme einer regelmäßigen Verteilung der Capillaren im Gewebe (Abb. 5 und 6). Schon die Capillarzählung (CRAIGIE) ist mit einem schwer abschätzbaren

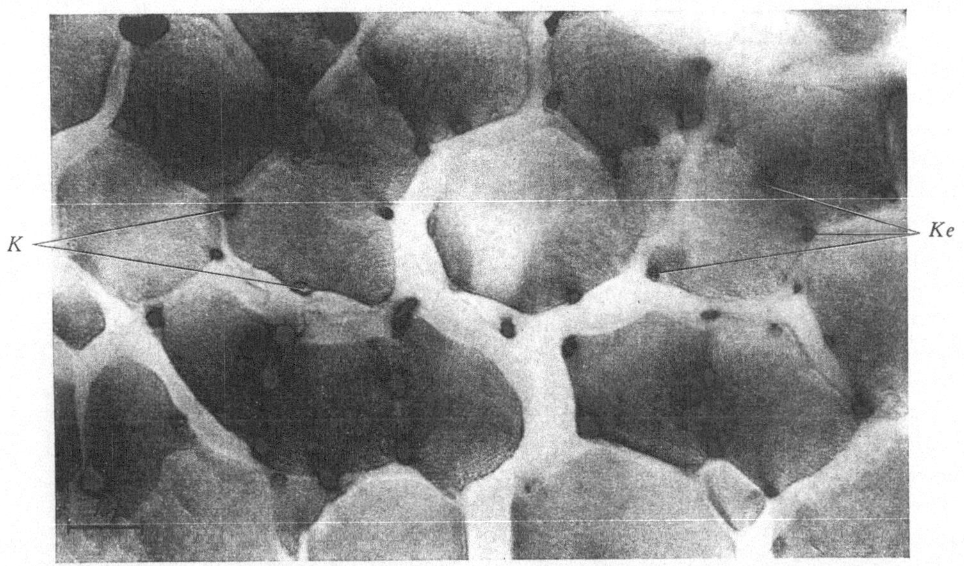

Abb. 5. Querschnitt durch einen injizierten Muskel (M. rectus femoris, Kaninchen). Dichte Capillarisierung, enge Capillarlichtungen (*K*). Randständig Muskelfaserkerne (*Ke*). Formol, Paraffin, Kernechtrot-Färbung- 15 μ. Vergr. etwa 670mal. (Nach HAMMERSEN)

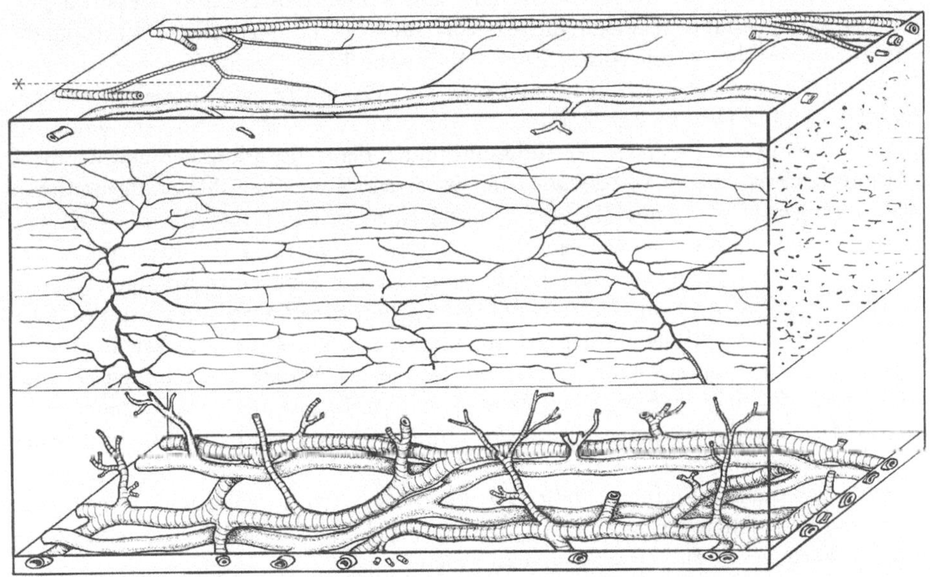

Abb. 6. Das Gefäßmuster des Muskels (Schema). Oben und unten im Bild — durch Doppelkonturen hervorgehoben (*) — Anteile der bindegewebigen Hülle mit Arterien- und Venennetzen sowie spärlichen Capillaren stellenweise in der Form von „Bügelcapillaren". Arterien geringelt, Venen punktiert. Dazwischen die typischen Capillarmaschen des Muskelparenchyms. Im unteren Sektor sind aus Gründen der Übersicht die Capillaren nicht dargestellt. (Nach HAMMERSEN)

Fehler belastet. Eine Capillare kann mehrfach im Schnitt getroffen sein, durch die histologische Technik können ursprünglich verschlossene Capillaren geöffnet erscheinen. Capillarshunts (CHAMBERS u. ZWEIFACH; SAUNDERS et al.) sind umstritten; es ließen sich aber sog. Bügelcapillaren (HAMMERSEN) nachweisen. HAMMERSEN hat darauf hingewiesen, daß aus diesen Gründen die Annahme eines O_2-Versorgungscylinders im Gewebe mit zentraler Capillare als funktionelle Einheit von morphologischer Seite irreal ist und hat dieses mit einer großen Zahl von Injektionspräparaten und Capillarauszählungen am Beispiel des Skeletmuskels belegen können (s. Abb. 5).

Die Untersuchungen von ROMANUL, SCHMIDT-NIELSEN und LARIMER, die in verschiedenen Organen und vor allem bei Tieren mit einer höheren Stoffwechselrate eine größere Capillardichte fanden, bestätigen diese Ansicht. Die Variation der Anzahl der Capillaren im Muskel pro Einzelfaser erschwert deshalb eine Betrachtung der Sauerstoffversorgung von theoretischer Seite ganz erheblich.

Aufgrund seiner Untersuchungen an Neugeborenengehirnen kam DIEMER zu der Annahme, daß es Capillaren geben müßte, die gegensinnig durchströmt werden. Übertragen auf das Modell, finden sich dann arterielle Capillarenden gegenüber von venösen Capillarenden. Die Versorgungsbezirke sind jetzt nicht mehr Cylinder, sondern stumpfe Kegel.

Derartige gegensinnig durchströmte Capillaren sind in der Muskulatur (HAMMERSEN) und im Herzen (LÜBBERS, RYBAK u. FABEL) beschrieben worden.

Eine Erweiterung der Modellvorstellungen zur O_2-Versorgung der Gewebe unternahmen LÜBBERS und GRUNEWALD. LÜBBERS u. Mitarb. konnten bei Perfusionsversuchen am isolierten Meerschweinchengehirn nachweisen, daß es selbst bei einem pO_2 des Perfusionsmediums (hämoglobinfrei) von 500 Torr noch zu einer spektrophotometrisch nachweisbaren anoxischen Zone im Gewebe kam. Das überraschte zunächst, klärte sich aber auf, als man bei einem arteriellen pO_2 von ca. 500 Torr einen venösen pO_2 von ca. 200 Torr messen konnte. Es war also zu einem arterio-venösen Shunt gekommen. Wurden in dieser Versuchsanordnung dem Perfusionsmedium Erythrocyten beigemischt, dann verschwand die anoxische Zone. Bei der mathematischen Analyse gingen LÜBBERS und GRUNEWALD von einem reinen Gegenstrom-Modell aus. Die Berechnung erfolgte nach einem Näherungsverfahren für 275 Gitterpunkte, das beliebige Randbedingungen zuließ. Bei Eingabe der für das Gehirn bekannten Werte in Hypoxie, erhält man im Zentrum des Raumgitters einen anoxischen Bezirk. Wurden dann aber die Capillaren noch gegeneinander verschoben, so daß eine asymmetrische Gegenstromverteilung zustande kam, dann war eine Anoxie im Raumgitter auch rechnerisch nicht mehr nachzuweisen. Es ist deshalb nicht nur die Durchströmungsrichtung in den Capillaren, sondern auch die Capillarverteilung für die O_2-Versorgung des Gewebes entscheidend.

Auch mit diesem Verfahren läßt sich die Sauerstoffversorgung im Gewebe noch nicht ohne Hilfsannahmen beschreiben, es gibt aber die Möglichkeit, experimentell gefundene Werte besser zu verstehen und zu deuten.

Die Messung der Sauerstoffversorgung in der Muskulatur

Wie im vorigen Abschnitt gezeigt wurde, erfolgt der eigentliche Sauerstoffverbrauch im Zuge der inneren Atmung in den Mitochondrien. Um eine ausreichende Sauerstoffversorgung zu gewährleisten, muß sich der O_2-Nachschub durch Diffusion dem jeweiligen O_2-Verbrauch anpassen. Der O_2-Verbrauch, der arterielle Sauerstoffdruck, die Capillisierung (Capillarabstand) und der O_2-Löslichkeitskoeffizient (oder der O_2-Diffusionskoeffizient D oder der O_2-Leitwert K, die untereinander in $K = \dfrac{D}{60\,a}$ zusammenhängen) bestimmen die Sauerstoffversorgung.

In dem durch Diffusion versorgten Gewebe ändert sich der Sauerstoffdruck von Ort zu Ort, da der Sauerstoff nur diffundieren kann, wenn O_2-Druckunterschiede vorhanden sind. So entsteht um die Capillaren eine charakteristische Sauerstoffdruckverteilung, die in dieser Arbeit als **Sauerstoffdruckfeld** bezeichnet wird.

Der O_2-Verbrauch der Muskulatur läßt sich nach dem *Fickschen Prinzip* indirekt bestimmen, und zwar aus der arterio-venösen Sauerstoffdifferenz (AVDO$_2$) und der Durchblutung in der Zeiteinheit. Es finden sich für die Skeletmuskulatur Ruhewerte zwischen 0,25—1,0 cm³ O_2/100 g$\times$min. Bei Muskelkontraktion liegen die Werte etwa 1—20fach höher. Diese Ergebnisse wurden mit verschiedenen Untersuchungsmethoden gemessen (Bücherl et al.; Grosse-Brockhoff et al.; D. W. Hill; Kramer et al; Merker et al.; Millikan; Mottram; Nakamura; Pappenheimer; Rein u. Schneider; Stainsby u. Falls, Stainsby u. Otis; Verzár).

Zur Bestimmung der AVDO$_2$ gibt es verschiedene Methoden. So kann man die O_2-Konzentration in Arterien und Venenblut manometrisch mit dem Verfahren nach Van Slyke bestimmen. Die Genauigkeit dieser Methode liegt bei 0,5%, doch ist diese zeitlich recht aufwendig (20—30 min für eine Analyse). Die O_2-Konzentration kann ebenso photometrisch, mit der Gaschromatographie (Wilson et al.) und mit der Platinelektrode gemessen werden.

Indirekt kann die O_2-Konzentration durch Messung der pO$_2$ und pH über die Sauerstoffbindungskurve des Blutes bestimmt werden. Dieses Verfahren ist, unter Berücksichtigung der Genauigkeit der pO$_2$- (Genauigkeit bis auf unter 1 Torr) und der pH-Messung (Genauigkeit bis auf 0,003 pH), exakt und schnell durchführbar und erreicht die Genauigkeit der Van Slyke-Analysen.

Für sämtliche Analysen müssen Blutproben entnommen werden, wobei die arteriellen Proben wegen des hohen Sauerstoffeigenverbrauches des Blutes (bei 100 Torr etwa 1 Torr/min) sogleich nach der Entnahme analysiert werden müssen.

Die Messungen des O_2-Verbrauches mit diesen Methoden beziehen sich auf Muskelgruppen, wie z. B. das Gastrocnemiuspräparat des Tieres oder die Unterarmmuskulatur des Menschen. Noch globalere Methoden (Astrand u. Christensen) errechnen beim Menschen den Sauerstoffverbrauch der gesamten Muskulatur anteilmäßig aus der Gesamtsauerstoffaufnahme und dem respiratorischen Quotienten.

Die Bestimmung des O_2-Verbrauches einzelner Muskelgruppen ist beim Menschen, mit Ausnahme des Herzens, ausgesprochen schwierig, da die venösen Abflußgebiete nicht gut zu isolieren sind und auf dem Wege von Kollateralen leicht Gasdurchmischungen auftreten (Mottram; Shepherd).

Im Gastrocnemiuspräparat des Hundes haben Stainsby u. Otis die verschiedenen Regelgrößen der Sauerstoffversorgung der Muskulatur noch einmal, auch unter definierten Bedingungen einer veränderten Hämodynamik, untersucht.

Bei Herabsetzung des Perfusionsdruckes kam es zu einem Abfall der Durchblutung und zu einem Anstieg der AVDO$_2$, so daß der Sauerstoffverbrauch unverändert blieb, auch dann, wenn die venöse O_2-Sättigung nur noch etwa 10%, entsprechend einem pO$_2$ von ca. 10 Torr, betrug. Eine Abklemmung der Carotiden brachte, außer einem Anstieg des Perfusionsdruckes der Muskelgefäße, keine Veränderungen. Wurde jetzt der Perfusionsdruck während der Carotidenabklemmung gesenkt, kam es ebenfalls nicht zu kritischen Versorgungsbedingungen.

Bei Experimenten, in denen die Hunde Blut verloren, schien der kritische venöse pO$_2$ niedriger zu liegen als bei vorangegangenen. Wurde anschließend das Blut reinfundiert, dann kam es zu einem Anstieg des vorher nicht wesentlich veränderten Sauerstoffverbrauches. Bei mehrfachen Kontrollen konnte aber nachgewiesen werden, daß dieser Anstieg des O_2-Verbrauches auf Muskelkontraktionen im Zusammenhang mit Transfusionsreaktionen zurückzuführen war.

Wurde der Nerv gekühlt, kam es zu einem plötzlichen Anstieg der Durchblutung mit einer Zunahme des Sauerstoffverbrauches. Gleichzeitig kam es aber auch zu Fascikulationen, so daß der Anstieg des O_2-Verbrauches infolge Aktivitätszunahme und infolge Nervenkühlung nicht voneinander getrennt werden konnten. Bei Durchtrennung des Nerven oder Blockierung mit 1%igem Procain kam es zu einer starken Durchblutungszunahme (maximal 4,6mal gegenüber den Kontrollen) der O_2-Verbrauch nahm jedoch nicht zu.

Wenn aber das Tier bei intaktem Nerven eine Rückatmung durchführte, also eine langsam sich entwickelnde Hypoxie erzeugt wurde, dann kam es zu einer Abnahme des arteriellen pO_2, zu einer Abnahme des venösen pO_2 (Werte jeweils aus der Sättigung berechnet), zu einer langsamen Zunahme der Durchblutung und nach nicht ganz 20 min waren kritische Werte für p_aO_2 und p_vO_2 erreicht. Jetzt nahm auch der Sauerstoffverbrauch ab. Der p_aO_2 betrug an der kritischen Grenze etwa 60 Torr und der p_vO_2 etwa 25 Torr.

Die gleichen Experimente wurden bei durchschnittenem Nerven wiederholt. Der distale Nervenstumpf wurde gereizt und der Muskel kontrahierte sich mit einer Frequenz von 1/sec. Bestand *keine* Hypoxie, dann nahm der Sauerstoffverbrauch des Muskels auf Reizung stark zu, zeigte während der nächsten 15 min einen leichten Abfall und blieb dann auf gleicher Höhe, solange die reizabhängigen Kontraktionen anhielten. Wurde aber wieder durch Rückatmung eine Hypoxie erzeugt, dann nahm der Sauerstoffverbrauch ebenfalls zu, fiel dann aber, da schon bald kritische pO_2-Werte erreicht wurden, wieder ab. Der kritische p_aO_2 betrug hier etwa 40 Torr, der kritische p_vO_2 etwa 10 Torr.

Aus diesen Untersuchungen ergibt sich, daß der kritische pO_2 infolge veränderter Capillarisierung tiefer anzusetzen ist als im ruhenden Muskel. Verschiedene Änderungen der Hämodynamik haben für den Muskel keine kritischen Versorgungsbedingungen zur Folge. Kommt aber eine allgemeine Hypoxie, in diesem Falle durch Rückatmung, hinzu, dann werden im Muskel kritische Versorgungsdrucke schnell unterschritten und der Sauerstoffverbrauch des Muskels nimmt ab.

Bei diesen hier im einzelnen besprochenen Untersuchungsergebnissen und auch bei allen übrigen Angaben zum Sauerstoffverbrauch der Skeletmuskulatur, sind die Meßergebnisse repräsentativ für die gesamte Muskelgruppe und für den Zeitraum zwischen den einzelnen Analysen. Es handelt sich um integrierte Mittelwerte, die nichts über lokale Veränderungen aussagen.

Unter bestimmten Bedingungen läßt sich im Tierversuch allerdings der *lokale Sauerstoffverbrauch* direkt mit der Platinelektrode bestimmen (LÜBBERS u. KUNZE; KUNZE, LÜBBERS u. RYBAK; LÜBBERS, FABEL u. RYBAK; LÜBBERS u. INGVAR). Eine Platinelektrode mit kleinem Durchmesser und geringem Rühreffekt (s. unten) wird vorsichtig auf eine Organoberfläche aufgesetzt, so daß es nicht zu lokalen Zirkulationsstörungen kommt. Der lokale pO_2 im Gewebe wird z. B. durch Atmung von Carbogen auf Werte von über 100 Torr gebracht, also oberhalb des Bereiches der Sauerstoffbindungskurve, und sobald etwa ein „steady state" erreicht ist, ein plötzlicher Perfusionsstop gesetzt. Der Sauerstoffdruck des Gewebes unter der Platinelektrode fällt zunächst steil ab und biegt um, sobald die Werte an der oberen Grenze der Sauerstoffbindungskurve erreicht sind. Der erste steile Abfall entspricht der Gewebeatmung, die sich dann nach der Formel $A = \alpha \cdot \Delta pO_2$ berechnen läßt ($A =$ Atmung, $\alpha = O_2$-Löslichkeitskoeffizient). Dieses Verfahren hat sich an der Hirnoberfläche und an der Innenseite des schlagenden, perfundierten Kaninchenherzens bewährt (nach RYBAK).

Spektrophotometrische Messungen zum Redoxzustand der Atemkette wie sie von JÖBSIS am ausgeschnittenen quergestreiften Muskel durchgeführt worden sind, geben keine quantitativen Hinweise auf die lokale Sauerstoffversorgung. Dieses ist nur bei gleichzeitigen Messungen des pO_2 mit der Platinelektrode möglich.

Um die Sauerstoffversorgung des Muskels beurteilen zu können, sind alle globalen Messungen, insbesondere O_2-Konzentrationsmessungen und der Gesamtverbrauch, unzureichend. Es ist notwendig, die lokale Sauerstoffversorgung im Gewebe zu kennen, und um sie zu messen, gibt es zwei Möglichkeiten:

1. Kombinierte optische Methoden, das heißt, Messungen des Redoxzustandes der Atmungsfermente kombiniert mit pO_2-Messungen.
2. Die Ausmessung des Sauerstoffdruckfeldes in der Muskulatur.

Die Anwendung der kombinierten optischen Methoden stellt noch besondere Anforderungen an die Herrichtung des Untersuchungspräparates und kommt allenfalls im Tierversuch in Frage. Die methodischen Grundlagen und praktische Anwendungen für die Ausmessung von O_2-Druckfeldern, die auch in der menschlichen Muskulatur durchgeführt werden kann, werden im folgenden beschrieben.

III. Das Sauerstoffdruckfeld im Muskel

A. Vorbemerkungen zur Methodik der Sauerstoffdruckmessungen

Die polarographische Sauerstoffdruckmessung mit der Platinelektrode in Flüssigkeiten ist inzwischen zur Routinemethode geworden. Die Grundlagen der Polarographie wurden 1923/24 von HEYROWSKY u. SHIKATA (ältere Literatur: SALOMON, 1897; DANNEEL, 1897/98; COTRELL, 1903; GRASSI, 1903) erarbeitet. Für die später mit Platinelektroden durchgeführte Sauerstoffdruckmessungen wurden eine ganze Reihe verschiedener Elektroden, angepaßt für verschiedene spezielle Zwecke, angegeben (GLASSTONE u. REYNOLDS, 1933; BLINKS u. SKOW, 1938; DAVIES u. BRINK, 1942; CLARK, 1953; OLSEN, BRACKETT u. CRICKARD, 1949; SPROULE et al., 1957; KREUZER et al. 1958; LÜBBERS u. OCKENGA, 1958; SEVERINGHAUS u. BRADLEY, 1958; KROGH u. JOHANSEN, 1959; BARTELS u. REINHARDT, 1960; GLEICHMANN u. LÜBBERS, 1960; POLGAR u. FORSTER, 1959/60; SUGIOKA u. DAVIS, 1960; CHARLTON, 1961; GOTOH u. MEYER, 1961; STAUB, 1961; BUTLER, NUNN u. ASKILL, 1962; SOMMERKAMP u. OEHMIG, 1962; KUNZE, LÜBBERS u. WINDISCH, 1963; THEWS, 1963; SILVER, 1963; FATT, 1964; HARTH u. THEWS, 1964; KUNZE, 1964; KREUKNIET u. MAAS, 1965).

Prinzip der Methode

Wird an eine Platinelektrode eine negative Spannung angelegt, dann laufen im neutralen oder alkalischen Medium folgende Reaktionen ab (KOLTHOFF u. LINGANE; TÖDT)

$$O_2 + 2\,H_2O + 2\,e^- \rightarrow H_2O_2 + 2\,OH^-$$
$$H_2O_2 + 2\,e^- \rightarrow 2\,OH^- + 2\,H^+ \quad \rightarrow 2\,H_2O.$$

Es wird also am Platin der Sauerstoff in verschiedenen Reaktionsstufen zu Wasser reduziert. Die Platinelektrode verbraucht dabei selber Sauerstoff und es baut sich dabei um die Elektrode ein Sauerstoffdiffusionsfeld auf. Je mehr Sauerstoffmoleküle nachgeliefert werden, um so größer ist der im polarographischen Meßkreis fließende Strom. Erhöhung der an die Platinelektrode angelegten Spannung bewirkt zunächst auch eine Erhöhung des im Meßkreis fließenden Stromes bis er so groß geworden ist, daß alle auf die Platinoberfläche treffenden O_2-Moleküle reduziert werden. Damit ist der Diffusionsgrenzstrom erreicht. Jetzt ist der im Meßkreis fließende Strom dem Sauerstoffdruck in der Lösung proportional.

Die Meßzelle im polarographischen Meßkreis besteht aus der Platinelektrode und der Bezugselektrode, einer Ag/AgCl oder einer Kalomel-Elektrode, die in einen Elektrolyten (KCl-Lösung) eintauchen (Abb. 7).

An diese Meßzelle (M) wird eine Spannung angelegt, und zwar so, daß die Pt-Elektrode zur Kathode wird. Die Spannung wird am Voltmeter (V) abgelesen, der im

Meßkreis fließende Strom am Nanoamperemeter (N). Für Messungen mit Elektroden, die im Polarogramm kein sehr breites Plateau aufweisen, also bei allen Elektroden mit einer kleinen Platinoberfläche, ist zu beachten, daß das Meßinstrument einen niedrigen effektiven Eingangswiderstand haben sollte (etwa 10 kΩ).

Im *Polarogramm* werden die Beziehungen zwischen Strom und Spannung im Elektrodenmeßkreis dargestellt. Bei Erhöhung der Spannung steigt der Strom zunächst an, bis der Bereich des Diffusionsgrenzstromes erreicht ist. Dieser ist dadurch gekennzeichnet, daß bei weiteren kleinen Spannungssprüngen keine Änderung des Stromes eintritt (Plateau im Polarogramm). Der Strom ist jetzt dem Sauerstoffdruck der Lösung proportional. Erst nach weit stärkerer Spannungserhöhung kommt es sprunghaft zu einem weiteren Stromanstieg, der dadurch bedingt ist, daß jetzt neben Sauerstoff noch Wasserstoff an der Platinelektrode entladen wird. Für die Aufstellung der *Eichkurve* wird die Polarisationsspannung, die etwa der Mitte des beim Polarogramm vorhandenen Plateaus entspricht, angelegt.

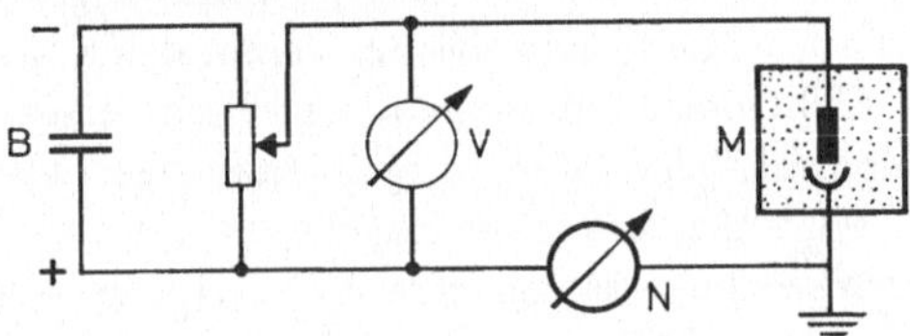

Abb. 7. M = Meßzelle, B = Spannungsquelle, V = Voltmeter, N = Nanoamperemeter

Unter den verschiedenen Typen der Platinelektroden ist besonders der Clark-Typ zu erwähnen, der zu einem Gattungsbegriff für die meisten heute bei der pO₂-Messung im Blut verwendeten Elektroden geworden ist. Bei diesem Typ befinden sich Platin- und Bezugselektrode gemeinsam hinter einer O₂-durchlässigen Membran. Zur besseren Definition der Diffusionsstrecke kann zwischen Membran (Teflon oder andere Kunststoffe) und Platinoberfläche eine Stabilisationsschicht (Cuprophan/Bemberg AG) gebracht werden.

Die *Steilheit* der pO₂-Eichkurve ist vom O₂-Diffusionskoeffizienten des Mediums, in dem gemessen wird, bzw. von der Diffusionsstrecke vor der Pt-Elektrode abhängig. Es haben deshalb Lösungen mit gleichem O₂ jedoch unterschiedlichen Diffusionskoeffizienten verschiedene Eichkurven. Dem kann man abhelfen, indem man das Medium, in dem der pO₂ gemessen werden soll, rührt. Unter diesen Bedingungen ergeben sich zwischen Blut und Gas konstante, geringe Abweichungen, die von der Dimensionierung der Elektrode und der Analysenkammer abhängen (2—5⁰/o). Für den praktischen Gebrauch der pO₂-Elektroden ist es deshalb von großem Vorteil, daß, nachdem einmal diese konstante Abweichung in der Steilheit der gemessenen Eichkurven festgestellt ist, alle weiteren Eichungen in Gas vorgenommen werden können.

Die *Eichkurven* der pO₂-Elektroden sind linear und gehen bei ordentlicher Vorbereitung und sorgfältiger Pflege weitgehend durch den Nullpunkt des Koordinatensystems. Geeicht wird mit mindestens drei Gasen mit einem pO₂ bis zu 150 Torr. Eine CO₂-Abhängigkeit besteht nicht. Für die Anordnung von GLEICHMANN u. LÜBBERS beträgt die Empfindlichkeit der Elektroden 4—6 nA/1 Torr, die Reproduzierbarkeit der Doppelanalysen im Blut = ± 0,5⁰/o, die Einstellzeit bis 100⁰/o des Endwertes 30 sec und der Temperatureffekt etwa 1,7⁰/o pro Grad Celsius. Diese angegebenen Werte, insbesondere Empfindlichkeit und Einstellzeit, sind aber abhängig vom verwendeten Platindurchmesser und den Membranen.

Wie schon oben erwähnt, findet sich bei allen Elektroden ein *Rühreffekt*. Die Platinelektrode hat bei der O_2-Messung einen Sauerstoffeigenverbrauch, bei dem sie den Sauerstoff aus der Umgebung entnimmt, d. h., es baut sich zur Elektrode hin ein Sauerstoffdiffusionsfeld auf. An der Platinoberfläche selber liegt unter den Bedingungen des Diffusionsgrenzstromes der Sauerstoffdruck „O" vor. Abschätzungen des Einzugsbereiches der Elektrode haben ergeben, daß im „steady state" noch in einer Entfernung von 3 r ($r =$ Radius der Elektrode) etwa 10% des für die Messung notwendigen O_2 entnommen wird (GRUNEWALD). Das bedeutet also, daß eine Elektrode mit einem Radius von 50 µ noch aus einer Entfernung von 150 µ von der Pt-Oberfläche O_2 entnimmt. Für Elektroden mit einem größeren Radius ist das Verhältnis entsprechend ungünstiger.

Bei *pO_2-Messungen im Gewebe* ist dieser Rühreffekt der Elektroden von entscheidender Bedeutung, wenn hinreichend absolute pO_2-Messungen durchgeführt werden sollen. An Organoberflächen, beispielsweise am cerebralen Cortex, läßt sich deshalb der absolute pO_2 mit Elektroden nur messen, wenn entweder der Elektrodendurchmesser sehr klein gehalten ist, oder wenn mit größeren Elektroden, unter Verwendung der Impulstechnik, der Mitteldruck (s. unten) gemessen wird.

Mit Hilfe der *Impulstechnik* (eingehende Beschreibung s. unten) lassen sich an Organoberflächen absolute pO_2-Messungen durchführen (LÜBBERS; KUNZE, LÜBBERS u. WINDISCH; KUNZE, GÄNSHIRT u. LÜBBERS). An den, den absoluten pO_2 messenden Kammerelektroden können andere pO_2-Elektroden, die kontinuierlich mit kurzer Zeitkonstante messen, in situ auf dem Gewebe geeicht werden.

B. Mikrotechnik zur Ausmessung des Sauerstoffdruckfeldes. Die Nadelelektroden: Einzel- und Doppelnadeln

Vorbemerkungen

Sauerstoffdruckmessungen im Gewebe sind nur mit sehr dünnen Stichelektroden möglich, denn man muß eine Gewebetraumatisierung mit Störungen der Mikrozirkulation vermeiden. Außerdem ist eine punktförmige Vermessung des Gewebes ebenfalls nur mit sehr dünnen Platinelektroden zu erreichen.

Es ist seit einigen Jahren möglich, Platinelektroden bis zu einem minimalen Spitzendurchmesser von 1 µ herzustellen und sie mit Lack oder auch mit Glas zu isolieren (SVAETICHIN; DOWBEN u. ROSE; HUBEL; BALLINTIJN; FRANK et al.; GULD; WOHLBARSHT).

Diese Elektroden sind im wesentlichen zur Ableitung extracellulärer Aktionspotentiale verwendet worden, doch SILVER und CATER haben diese Technik mit glasisolierten Platinelektroden erstmals zur Herstellung von sehr dünnen Stichelektroden zur pO_2-Messung im Gewebe benutzt. Dabei konnten sie im Hirngewebe Elektroden mit einem Spitzendurchmesser von 1 µ erfolgreich verwenden. Darüber hinaus sind pO_2-Messungen im Gewebe von einer ganzen Reihe von Autoren durchgeführt worden (CLARK; DAVIS and GREENE; GREENE; MONTGOMERY; VASLI; WOLFERTH u. a.), deren Elektroden aber noch verhältnismäßig große Durchmesser der Platinspitzen hatten (20—400 µ). Sie konnten deshalb ihre Meßwerte nicht in mm Hg pO_2 angeben und sprachen deshalb von einer „oxygen availability", die nicht näher zu definieren war. Außerdem muß bei diesen Elektroden mit einer doch schon erheblichen Gewebetraumatisierung gerechnet werden.

1. Die Herstellung der pO₂-Nadelelektroden für Messungen in der menschlichen Muskulatur

Für pO₂-Messungen in der menschlichen Muskulatur müssen die Pt-Elektroden einmal ein sehr dünnes Platin, zum anderen aber eine mechanische Stabilität aufweisen, die garantiert, daß die Elektrodenspitze beim Durchstechen von Muskelfasern und Bindegewebe nicht abbiegt. Da die Elektrode zunächst mit einer Führungskanüle durch Haut und Fascie an die Muskulatur herangeführt werden muß, ist eine lange und dünne glasisolierte Spitze erforderlich, die möglichst gerade mit einem konischen Endstück verlaufen soll.

Bei Vorversuchen hat sich gezeigt, daß eine membranbedeckte Platinspitze mit einem Außendurchmesser von etwa 2—5 μ unter diesen Bedingungen am günstigsten ist.

Zur Herstellung der Nadelspitzen wird Pt chem. rein oder Pt physikalisch rein (Fa. Heraeus, Hanau) mit einem Durchmesser von 50 μ verwendet.

Etwa 45 mm langer Pt-Draht wird an einen Kupferdraht weich angelötet, dann wird das Platin durch eine ganz kleine Flamme sehr schnell gezogen und gestreckt. Anschließend erfolgt die Reinigung in der Reihenfolge: Aqua bidest, Äthanol, Äther. Nach sorgfältiger Reinigung wird der Draht dann im Wechselstromfeld in gesättigter NaNO₂- oder NaCN-Lösung, der Detergentien zugesetzt ist, elektrolytisch angespitzt. Als Gegenelektrode dient eine große Kohleelektrode. Die Elektrolyse beginnt mit etwa 8—10 V und wird gleich darauf bei etwa 1—2 V fortgesetzt. Die jeweilige Kontrolle der Spitze erfolgt unter dem Mikroskop. Das Anspitzen des Drahtes dauert zwischen 1—3 Minuten; die Zeit ist vom Elektrolysebad und auch von der Platincharge abhängig. Die optimale Spitze (s. Abb. 8) sollte einen nicht zu langen

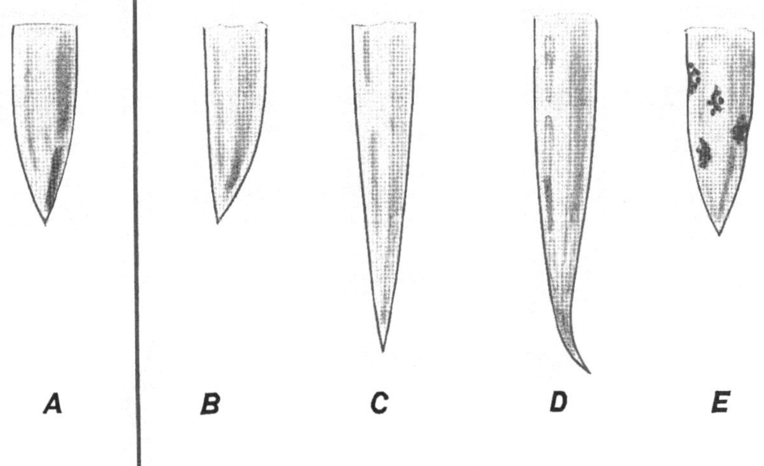

Abb. 8. Verschiedene Typen angespitzter Platindrähte für pO₂-Messungen in der Skeletmuskulatur (schematisch). *A*: optimale Spitze für die verwendeten Pt-Nadelelektroden. *B—E*: nicht verwendungsfähige Pt-Spitzen

konischen Verlauf haben; sie sollte aber auch keine Spitze mit Dachschrägung aufweisen. Besonders ist darauf zu achten, daß in der Platinspitze keine Korrosionsstellen
vorhanden sind. Diese sind besonders an der Spitze gefährlich, da sie keine optimale
Isolation des Platins mit Glas gewährleisten können (s. Abb. 8 E). Korrosionsstellen an der Platinspitze zeigen an, daß entweder der Detergentienzusatz zum Elektrolysebad nicht ausreicht, oder aber daß eine Beschädigung des Platindrahtes vorliegt.

Der angespitzte Draht wird wieder in den o. g. Bädern gut gereinigt, wobei besonders auf eine sorgfältige Trocknung mit Äther zu achten ist.

Vorbereitung des Glases

Verwendet wird Thermometerglas der Fa. Schott & Gen. (16/III), das für uns
speziell in Röhren mit einem Durchmesser von 3,0 mm bei einer Wandstärke von ca.
0,3 mm geliefert wird. Da die Glasrohre jeweils kurz zuvor frisch hergestellt werden,
erübrigt sich eine Reinigung. Diese Röhren werden unter der heißen Flamme ausgezogen, bis eine Capillare mit einem Durchmesser von etwa 50—100 µ entsteht. Die
Capillare wird in der Mitte durchgeschnitten, so erhält man zwei Mikropipetten für
die Glasisolierung der Platindrähte. Das Ende dieser Pipetten wird unter der kalten
Flamme umgebogen, bis es zum Schaft etwa einen Winkel von ca. 30° bildet. Das
Lumen darf dabei nicht zuschmelzen. Die so vorbereiteten Capillaren haben eine Ge-
samtlänge von ca. 150 mm, wobei der dünn zulaufende Schaftanteil mit dem Winkel
am Ende, etwa eine Länge von 100 mm aufweist.

Herstellung der glasisolierten Pt-Elektrode

Unter der Lupe wird der gesäuberte angespitzte Platindraht vorsichtig in die vorbereitete Capillare geschoben. Der Kupferdraht wird mit einem Tropfen Klebstoff an
der Glaswand fixiert und die Capillare im oberen Anteil an einem Mikromanipulator
befestigt. Im oberen Anteil des dünnen Schaftes befindet sich jetzt die halboffene
Glühschlinge (s. Abb. 9). In den Winkel am unteren Capillarende wird ein Gewicht
von etwa 10 g eingehängt.

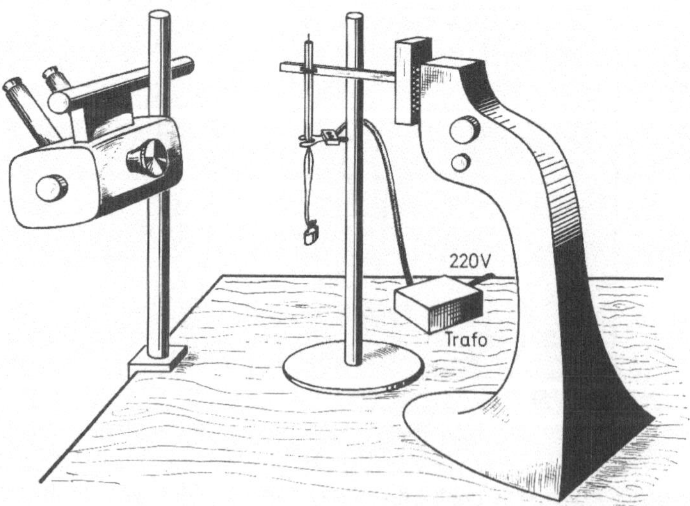

Abb. 9. Schematische Darstellung der Anordnung zur Isolierung von Platindrähten mit Glas

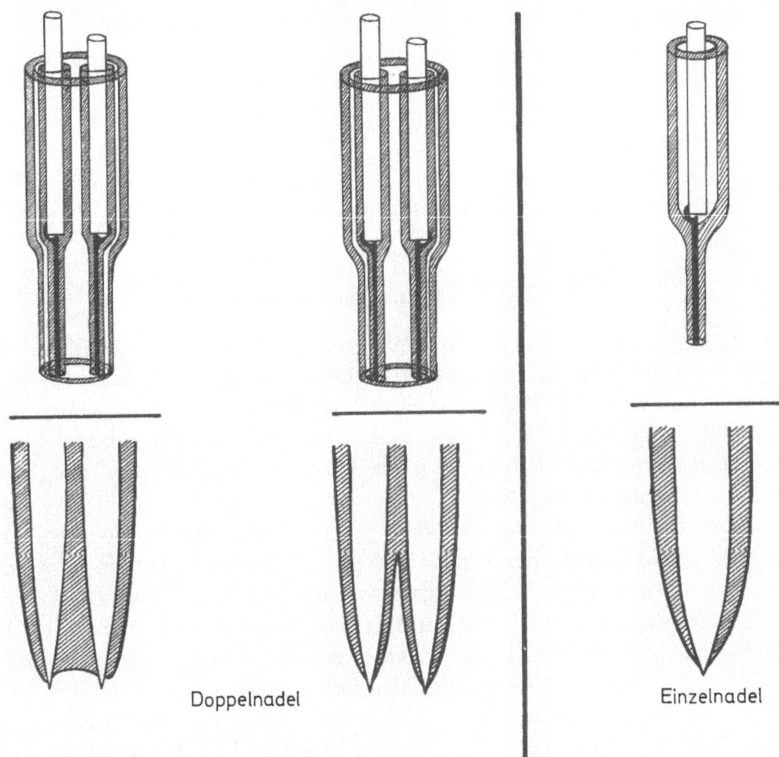

Abb. 10. Zwei verschiedene Typen der Doppelnadeln sind schematisch dargestellt (links im Bild). Im Vergleich dazu rechts eine Einzelnadel. Die Elektrodenspitzen sind im unteren Bildanteil vergrößert gezeichnet

Damit der Platindraht mit Glas isoliert werden kann, muß das Glas der Capillarwand mit der Glühschlinge zum Schmelzen gebracht werden. Es legt sich, durch das Gewicht nach unten gezogen, dicht an das Platin an, während die ganze Elektrode mit dem Feintrieb sehr vorsichtig nach oben durch die Glühschlinge zugeführt wird. Schließlich ist der untere Teil des angespitzten Platindrahtes erreicht, und die Glascapillare reißt ab. Der Platindraht ist jetzt bis auf die Spitze mit Glas isoliert. Der ganze Vorgang muß sorgfältig unter dem Mikroskop bei 80—100-facher Vergrößerung durchgeführt werden, denn der Schmelzvorgang der Glaswand, und somit die Isolierung des Platindrahtes, darf nicht zu schnell oder zu langsam vonstatten gehen.

Außerdem muß darauf geachtet werden, daß nicht bei weiß-glühender Schlinge gearbeitet wird, damit keine Thermoschäden am Platin entstehen. Auf jeden Fall muß vermieden werden, daß sich Luftblasen im Glasmantel bilden. Wie groß die Platinexposition an der Spitze ist, hängt letztlich von der Größe und Feinheit des angespitzten Platindrahtes, der Capillarwand, Aufheizung der Glühschlinge, des Gewichtes am Ende der Capillare und der Geschwindigkeit des Durchziehens der Capillare durch die Glühschlinge ab. Es ist dabei möglich, Elektroden bis auf eine freie Spitze von etwa 1 μ Glas zu isolieren.

Sehr feine Platinexpositionen kann man auch mit folgendem Verfahren erreichen: Man läßt das flüssige Glas an der Platinspitze so abreißen, daß auf dem Platin noch ein feiner Glasüberzug zurückbleibt. Anschließend wird die Platinspitze nur sehr kurz (bei Kontrolle unter 100facher Vergrößerung unter dem Mikroskop) in die Nähe der rot glühenden Schlinge gebracht. Das Glas zieht sich an dem Platin hoch und die Spitze wird dann so frei geschmolzen.

Die Einzelnadelelektrode ist damit fertig und kann so an der Luft aufbewahrt werden (s. Abb. 10).

Die Doppelnadelelektrode

Die Doppelnadelelektrode wird prinzipiell in gleicher Weise hergestellt.

Zunächst werden zwei Einzelelektroden, deren Platinspitzen aber noch nicht frei geschmolzen sind, hergestellt. Die Capillaren für die Doppelnadel sind dünner (äußerer Durchmesser 1,8—2,0 mm bei einer Wandstärke von 0,3 mm), dementsprechend muß hier die Glasisolierung bei niedrigerer Ausheizung der Glühschlinge erfolgen, damit das Glas nicht zu schnell flüssig wird.

Die beiden Einzelnadeln kommen dann in eine vorbereitete Übercapillare, die nicht ganz bis an die Spitze der beiden Elektroden reicht. Es werden jetzt alle drei Capillaren vorsichtig zusammengeschmolzen, wobei darauf zu achten ist, daß sich die beiden Platindrähte nicht berühren. Anschließend werden dann wieder die beiden Platinspitzen frei geschmolzen. Es ist wichtig, daß dabei nicht eine kleine Glaskugel an der Spitze entsteht, was selbst bei sorgfältigster Technik leicht passiert.

Die beiden Platinspitzen haben einen Abstand zwischen ca. 40—100 μ, es gelingt aber auch unter 40 μ bis auf 20 μ zu kommen. Kleiner darf der Abstand aber nicht sein, da sonst nach Hydratisierung der Glaswand leicht Kurzschlüsse zwischen beiden Elektroden auftreten (Abb. 10, S. 19).

Für die Herstellung der Doppelnadelelektrode hat die o. g. Technik sich für unsere Voraussetzungen am besten bewährt. Es gelingt hiermit, in nicht zu langer Zeit funktionsfähige Elektroden herzustellen.

Weitere Methoden für die Doppelnadelherstellung

Es wird gleich eine Doppelcapillare unter der heißen Flamme ausgezogen. Das geschieht dadurch, daß zwei Glasrohre mit den o. g. Innendurchmessern etwa im Winkel von 10—20° übereinander gelegt und erhitzt werden und dann schnell ausgezogen werden.

Man erhält dann eine doppelläufige Capillare mit einem Innendurchmesser herunter bis zu 1 μ oder 0,5 μ für jede Capillare. Die beiden oberen Anteile des Glasrohres, die den vorgegebenen Winkel bilden, lassen sich anschließend parallel biegen, oder falls das nicht ausreichend gut genug gelingt, wird ein neuer oberer Schaft angeschmolzen, der dann die beiden gegeneinander isolierten Kupferdrähte aufnehmen kann. In jede der beiden Capillaren wird unter der Lupe ein entsprechend vorbereiteter und angespitzter Platindraht geschoben.

Diese Methode der Doppelnadelherstellung ist recht elegant, jedoch kommt es beim Isolieren des Platindrahtes in der Glühschlinge leichter zu Thermoschäden am Platin, da die Schlinge etwas höher aufgeheizt werden muß, und dabei ein Pt-Draht häufig näher der Schlinge liegt als der andere.

Ferner lassen sich Doppelnadeln herstellen, indem zwei Einzelnadeln, die sich im oberen bis mittleren Anteil der Capillare in der Glühschlinge befinden, mit Hilfe von zwei Mikromanipulatoren unter mikroskopischer Kontrolle auf den gewünschten Spitzenabstand eingestellt werden. Anschließend erfolgt das Zusammenschmelzen, aber nicht bis an die Spitze hinunter, um diese nicht zu beschädigen. Beide Spitzen bleiben damit etwas elastisch (s. Abb. 10, S. 19).

2. Der Meßvorgang mit Nadelelektroden

Die Vorbereitung und Eichung der Nadelelektroden

Vor der Messung müssen alle Nadelelektroden mit einer Membran versehen werden. Messungen mit blanken Elektroden in Ringer- und KCl-Lösung sind zwar durchaus möglich, aber in eiweißhaltigen Medien kommt es sowohl bei diesen wie auch bei den übrigen blanken Platinelektroden schnell zu einer sog. Vergiftung (CLARK; INCH; BÜRGER, LÜBBERS u. OCKENGA; LÜBBERS u. KUNZE), die sich sehr bald in einer auftretenden Eichkurvenverschiebung und einer Herabsetzung der Sauerstoffempfindlichkeit der Elektrode äußert.

Für die Stichelektroden können unterschiedliche Membranen, wie z. B. Siliconkautschuk, Araldit, Polyäthylen, Canadabalsam, die aber sämtlich im Tauchverfahren bezogen werden müssen, verwendet werden. Wir haben ebenso wie SILVER beste Erfahrungen mit Kollodium gemacht, aber auch Siliconkautschuk verwendet. Die Nadelelektrode wird in das möglichst frische und auch gut flüssige Kollodium eingetaucht, dann kurz auf den Kopf gehalten, so daß sich an der eigentlichen Elektrodenspitze nur eine dünne Kollodiumschicht haftet. Anschließend wird die Nadel sehr schnell in Chloroform getaucht und dann vorsichtig angeblasen. An der Elektrodenspitze hat sich jetzt ein dünner flexibler Überzug aus gehärtetem Kollodium gebildet. Bei Verwendung von Siliconkautschuk ist diese Härtung nicht notwendig.

Die so vorbereiteten Elektroden werden kurz vor der Eichung (ca. 15—20 min) in die Ringer- bzw. in die verdünnte KCL-Lösung gehängt, damit wird gleichzeitig der Stromdurchgang der Elektroden geprüft.

Die Eichung der Nadelelektroden

Zur Durchführung der Eichungen wird die Elektrode in einen Mikromanipulator, der eine speziell gebaute abgeschirmte Elektrodenhalterung trägt, eingespannt. Sie kann jetzt in den Meßkreis (s. Seite 15) eingeschaltet werden. Der Meßkreis entspricht dem üblichen polarographischen Meßkreis, wie er schon oben besprochen wurde.

Als Meßinstrument dient das Nanoamperemeter der Fa. Knick, Berlin, Type N 13 mit einer maximalen Empfindlichkeit von $1 \cdot 10^{-12}$ A pro Skalenteil. Als Polarisationsspannung wird eine mit Zener-Dioden stabilisierte Batteriespannung benutzt.

Als Bezugselektrode benutzen wir eine Ag/AgCl- bzw. eine Ag-Elektrode mit einer Fläche von ca. 3×40 mm, die ebenso wie die Nadelelektrode in den Elektrolyten (Ringer- oder verdünnte KCL-Lösung) eintaucht.

Zunächst wird für jede Nadelelektrode ein *Polarogramm* von 0—1000 mV durchgemessen und auch graphisch aufgetragen. Das kann bei Zimmertemperatur in luftgesättigten Elektrolyten erfolgen. Die Polarogramme der Nadelelektroden zeigen kein so ausgeprägtes Plateau im Bereich des Diffusionsgrenzstromes, wie die übrigen Pt-Elektroden mit einer größeren Fläche. Eine fehlende Stufe im Polarogramm weist auf eine mangelnde Funktion oder auch eine mögliche Instabilität der Elektrode hin. Es wurden deshalb alle Elektroden, die im Polarogramm nicht mindestens eine Stufenbreite von 100 mV aufwiesen, von vornherein ausgeschieden (s. Abb. 11 zum Beispiel schlechtes Polarogramm der Elektrode •——•——).

Die *Eichung der Elektroden* erfolgt bei 35° C unter Verwendung folgender Gasgemische: 2—3% O_2, 5—6% O_2, 11—12% O_2 und Luft in einem Gefäß mit verdünnter KCL oder Ringerlösung. Die Äquilibrierung wird über eine engporige Glasfritte mit einem Durchmesser von 20 mm über 10—15 min durchgeführt. Da die Eichkurve linear ist, genügen für die Aufstellung der Eichkurven auch drei Punkte.

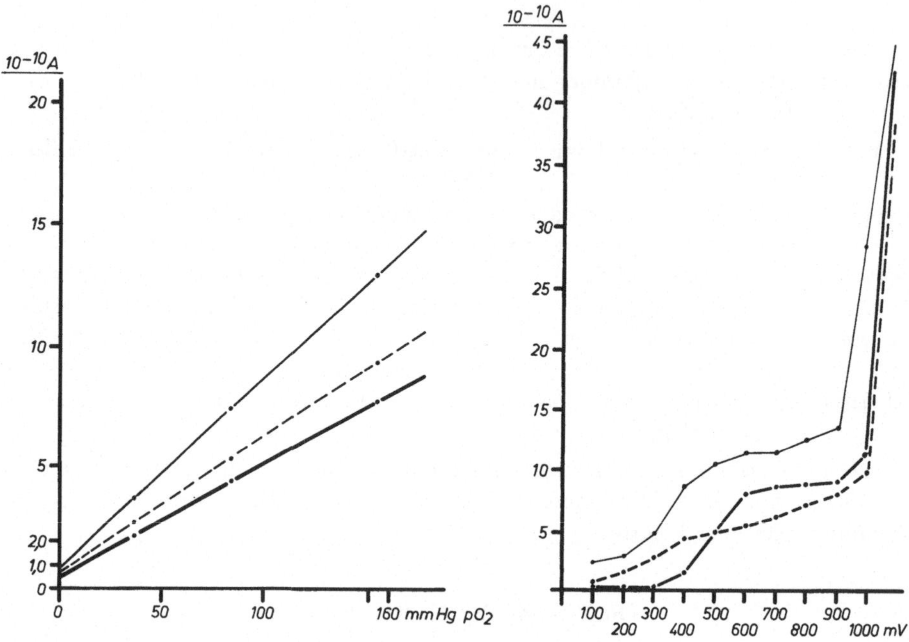

Abb. 11. Eichkurven (im Bild links) und Polarogramme (im Bild rechts) von verschiedenen pO_2-Nadelelektroden

Elektrodeneigenschaften

Die Empfindlichkeit der Nadelelektroden liegt zwischen $0,2—0,4 \cdot 10^{-11}$ A mm Hg pO_2, d. h., daß sich bei einer Empfindlichkeit des verwendeten Meßinstrumentes, bei dem die empfindlichste Stellung pro Skalenteil $0,1 \cdot 10^{-11}$ A ist (Nanoamperemeter N 13, Fa. Knick, Güteklasse des Instrumentes bei spiegelhinterlegter Skala 0,5) durchaus 1 mm Hg ablesen läßt.

Die Einstellzeit bis 90% des Endwertes beträgt 0,8—1,0 sec.

Die Eichkurve der Nadelelktroden ist im Bereich zwischen 0—160 mm Hg pO_2 *linear.* Höhere O_2-Drucke wurden im Eichverfahren nicht geprüft und kamen auch bei den hier aufgeführten Untersuchungen nicht vor.

Ein *Einfluß des pCO_2* auf die Eichkurve bestand nicht. Geprüft wurde diese Abhängigkeit zwischen 0 und 11% CO_2.

Stabilität: Die Lage der Eichkurve bleibt über Stunden bis Tage konstant, mit einer geringen Abweichung, die zwischen $\pm 1—3\%$ beträgt.

Die *Reproduzierbarkeit* der Einzelmessung beträgt $\pm 1\%$.

Sämtliche Eichungen wurden etwa 30—60 min vor den eigentlichen Untersuchungen durchgeführt bzw. kontrolliert. Um einen Einblick in das Verhalten der Elektroden während der Untersuchung in der Muskulatur zu bekommen, wurden folgende zusätzliche Testungen unternommen. Die Elektroden wurden in gasäquivalibrierten Gefäßen und in luftgesättigter erstarrter Gelatinelösung unter Meßbedingungen jeweils von 100 zu 100 μ vorgeschoben. Sowohl in der Lösung wie auch in der erstarrten Gelatine stellten sich von Stufe zu Stufe gleiche Meßwerte wieder ein, Änderungen lagen in der Größenordnung von ± 1,0% des Ausgangswertes.

Der *Rühreffekt* der Nadelelektroden beträgt ca. 1%. Er wurde geprüft bei Einstellung von gerührter auch nicht gerührter verdünnter KCL-Lösung, die mit 20,9% O_2 (Luft) äquilibriert war. Gerührt wurde mit einem Magnetrührer (Synchronmotor).

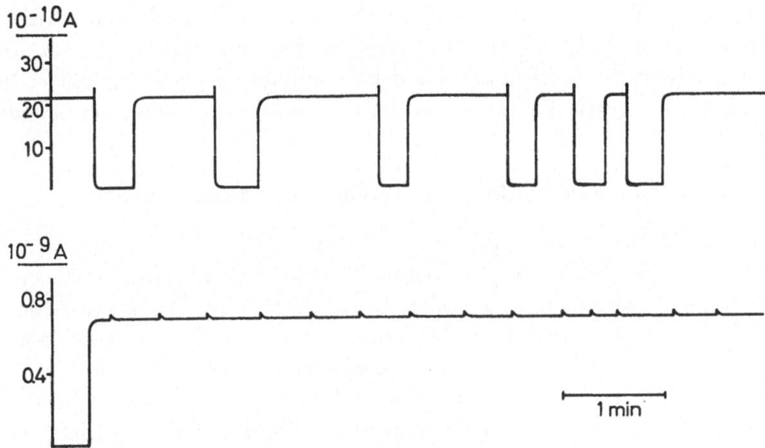

Abb. 12. Sauerstoffdruckmessungen mit einer Nadelelektrode in luftgesättigter, verdünnter KCl-Lösung und in erstarrter, luftgesättigter Gelatine, der etwas KCl zugesetzt worden war. Im oberen Anteil ein Ausschnitt aus einer Registrierung, bei der die Elektrode jeweils mit dem Mikromanipulator aus dem Elektrolyten heraus- und dann wieder hineingefahren wurde. Im unteren Anteil Vorschieben der Elektrode im jeweiligen Elektrolyten. Die Artefakte zeigen jeweils die Elektrodenbewegung an

Der *Temperatureffekt* wurde zwischen 20 und 35° C geprüft, er beträgt 1,60%.

Bei einigen Elektroden ließ sich auch noch eine nahezu gleiche Eichkurve nach der Messung in der Muskulatur aufstellen. In den meisten Fällen war es aber doch zu Beschädigungen der Spitze während der Messungen gekommen, bzw. die Elektrode wurde erst ausgeschaltet, wenn sich durch eine plötzliche, starke Stromzunahme die Beschädigung der Nadelspitze bemerkbar machte.

Doppelnadelelektrode

Die Doppelnadelelektroden haben die gleichen Eigenschaften wie die Einzelnadeln. Bei den Messungen sind sie so geschaltet wie zwei getrennte Einzelnadeln. Wie bei der Einzelnadel beschrieben, wird sie in einer abgeschirmten speziellen Fassung gehaltert. Um lange Lötungen von Kontakten und auch sonstige Manipulationen mit den Elektroden zu vermeiden, kommen sie schon nach der Fertigstellung in diese Halterung, die sowohl am Eichplatz als auch am Untersuchungsplatz verwendet werden kann.

In der Halterung wird der Kontakt durch Federplättchen hergestellt, die für die Nadel I und Nadel II eine unterschiedliche Länge haben. Dieses System gestattet eine einfache und sichere Doppelnadelhalterung, außerdem einen schnellen und sicheren Nadelwechsel. Jede Nadel hat ihren eigenen getrennten Meßkreis mit getrennten Meßinstrumenten, folglich werden sie für sich geeicht. Die beiden in der Doppelnadel vereinigten Nadelelektroden haben oft verschiedene optimale Polarisationsspannungen und zeigen auch eine unterschiedliche Sauerstoffempfindlichkeit, Eigenschaften, die bei der Betrachtung der Registrierungen berücksichtigt werden müssen.

Als besonderer Funktionstest ist der *Kurzschlußtest* zu erwähnen. Wie schon bei der Herstellung der Doppelnadelelektroden bemerkt wurde, befindet sich zwischen den beiden Nadelspitzen oft nur eine besonders dünne Glasschicht. Es kam dabei nach kurzer Meßzeit, sei es nur durch die Hydratisierung der Glasschicht, oder aber durch unter dem Mikroskop nicht entdeckte Luftbläschen, oder durch Haarrisse im Glas, beim Abkühlen der Nadelspitze entstanden, zu Kurzschlüssen in der Doppelnadel. Die Prüfung erfolgt durch ein- und Ausschalten und durch Veränderung der Polarisationsspannung der einen Elektrode, wobei die andere Elektrode nur einen Schaltartefakt zeigen darf.

Einsatzmöglichkeiten der Doppelnadelelektroden

Mit Doppelnadelelektroden läßt sich an zwei nur wenig voneinander entfernten Punkten im Gewebe der lokale pO_2 messen. Auf weitere Einzelheiten dieser Technik wird weiter unten eingegangen. Darüber hinaus kann aber die Doppelnadel für die kombinierte lokale pO_2- und Durchblutungsmessung und für die kombinierte Messung von pO_2 und elektrischen Potentialen eingesetzt werden (s. S. 27).

Die kombinierte lokale pO_2- und Durchblutungsmessung: Hinreichend absolute pO_2-Messungen im Gewebe können nur mit sehr dünnen Platin-Nadelelektroden erfolgen (s. oben). Bei größerer Platinoberfläche wird die Sauerstoffentnahme und der Einzugsbereich der Elektrode größer und der Sauerstoffreduktionsstrom steigt ent-

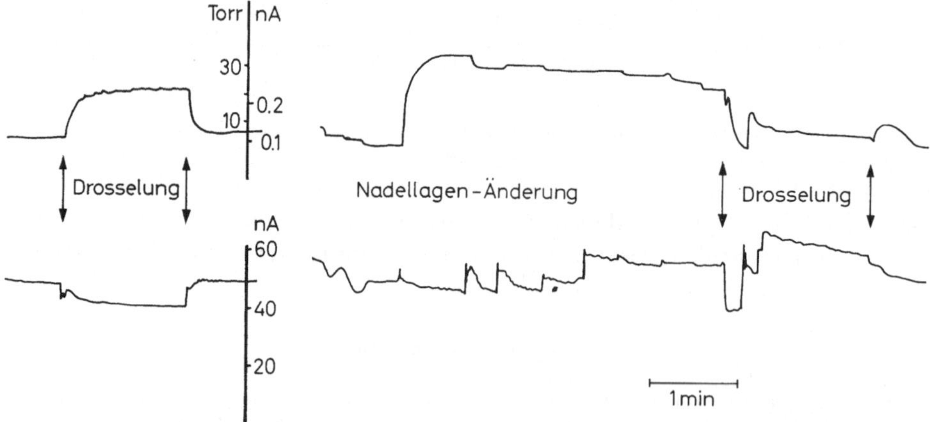

Abb. 13. Doppelnadelektrode, bei der eine Elektrode (obere Kurve) den lokalen pO_2 und die andere Elektrode (untere Kurve) einen strömungsabhängigen pO_2 mißt. Verschiedene Reaktionen bei arterieller Drosselung und Nadellagenänderung. Links im Bild kommt eine ungünstige Nadellage in bezug auf die lokale pO_2-Messung zur Darstellung. Flache Rhythmen in der Registrierung des strömungsabhängigen pO_2 (Messung im M. tib. ant.)

sprechend an. Solche Elektroden haben dann einen großen Rühreffekt (s. oben). Das kann man sich zunutze machen, wenn man lokale Durchblutungsänderungen oder Durchblutungen in Gefäßen messen will (KROG; MOCHIZUCKI). Wird eine Doppelnadel so gebaut, daß die eine Nadel nur einen sehr geringen Strom von etwa 0,6 nA pro 100 Torr aufweist, die zweite aber eine größere messende Platinfläche mit einem Strom von z. B. 50 nA/100 Torr hat, so lassen sich im Gewebe sowohl der absolute Sauerstoffdruck wie auch Sauerstoffdruckänderungen, die auf Änderungen der Mikrozirkulation beruhen, messen und evtl. auch miteinander korrelieren (s. Abb. 13). Selbstverständlich können auch für diesen Zweck Einzelnadeln gebaut werden, die entweder den lokalen pO_2 oder pO_2-Änderungen, aufgrund von Durchblutungsreaktionen, messen. Letzteres wurde ungewollt von einer Reihe von Autoren (MONTGOMERY; VASLI; WOLFERTH u. a.) getan, als noch nicht so dünne Pt-Elektroden für Gewebemessungen hergestellt werden konnten, und deswegen der Begriff der „oxygen availability" geprägt wurde.

3. Meßbedingungen des pO_2 mit Nadelelektroden in der Muskulatur

Mit den angegebenen pO_2-Nadelelektroden läßt sich das Sauerstoffdruckfeld in der Muskulatur ausmessen. Da die Elektroden sehr dünn sind, außerdem nur eine sehr dünn messende Platinspitze (2—5 µ im Außendurchmesser) haben, gelingt es, den pO_2 punktförmig zu messen, ohne, daß es dabei durch das zur Nadelspitze hin sich aufbauende O_2-Diffusionsfeld oder durch Traumatisierung der Nadel im Gewebebezirk zu wesentlichen Störungen kommt.

Ein entscheidendes Problem für die Beurteilung von pO_2-Messungen im Gewebe stellt der O_2-Eigenverbrauch der Pt-Elektrode dar. Weil die Elektrode Sauerstoff aus der Umgebung der Meßstelle beim Messen entnimmt, baut sich zu ihr hin ein O_2-Diffusionsfeld auf. Ein hinreichend absoluter pO_2 kann aber nur gemessen werden, wenn die O_2-Entnahme der Elektrode klein ist gegenüber dem O_2-Antransport durch das Blut, andernfalls ändert sich die Steilheit der pO_2-Eichkurve mit Änderungen der Durchblutung und dem Hb-Gehalt. Durch entsprechende Messungen an der Oberfläche des durchbluteten Katzen- und Kaninchengehirns konnten Änderungen der Steilheit zwischen 20—60% für kontinuierlich messende Elektroden mit größerem Einzugsbereich nachgewiesen werden (KUNZE, GÄNSHIRT u. LÜBBERS; LÜBBERS; LÜBBERS u. KUNZE).

Anhand theoretischer Überlegungen unter Verwendung der von KOLTHOFF u. LINGANE angegebenen Gleichungen für die O_2-Diffusion an der Pt-Elektrode, läßt sich die Sauerstoffentnahme aus der Umgebung der Elektrode abschätzen. Dabei wird im „steady state" in Ringerlösung (20,9% O_2) noch in etwa 20 µ Entfernung und in der Muskulatur (50 Torr) in etwa 10 µ Entfernung, von einer Pt-Elektrode mit einem Durchmesser von 5 µ, 10% des O_2-Eigenverbrauches entnommen (s. Abb. 14).

Berechnungen der Abhängigkeit des gemessenen Stromes vom Radius der messenden Platinfläche zeigen, daß, infolge der verwendeten Membranen, der effektive, für die Abschätzung des Einzugsbereiches unserer Nadelelektroden in Frage kommende Pt-Durchmesser zum Beispiel nicht bei 5 µ, sondern etwa zwischen 2—3 µ liegt, und damit der Einzugsbereich (10%-Grenze der Sauerstoffentnahme) noch näher an die Elektrodenoberfläche heranrückt. Immerhin soll anhand dieser Diskussion darauf hingewiesen werden, daß auch mit dieser sehr dünnen Platinspitze eben nur hinreichend absolute pO_2-Messungen gemacht werden, wenn auch der Fehler sehr klein ist.

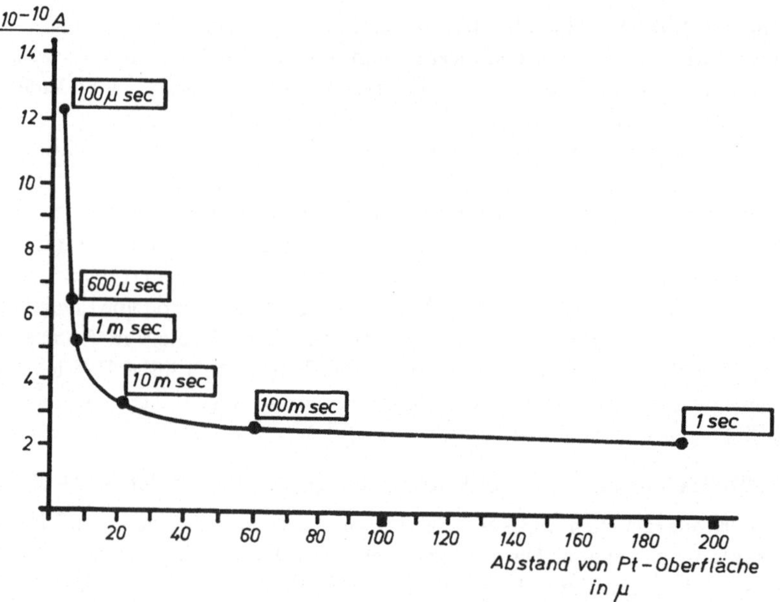

Abb. 14. Verhalten von Impulslänge, Grenzschichtabstand und Stromverlauf an einer Platin-Elektrode von einem Durchmesser von 5 μ, bei einem Sauerstoffdruck von 50 Torr pO_2 und einem Sauerstoffdiffusionskoeffizienten $D = 1 \cdot 10^{-5}$ cm² sec⁻¹. (Berechnet nach KOLTHOFF u. LINGANE)

pO_2-Messungen im Impulsbetrieb

Physikalisch einwandfreie absolute pO_2-Werte, unabhängig vom O_2-Diffusionskoeffizienten des Mediums, können lediglich mit der *Impulsmethode* gemessen werden (DAVIES u. BRINK; EVANS; INCH; LÜBBERS; NAYLOR; OLSEN et al.).

DAVIES und BRINK haben erstmals 1942 die Impulsmethode für ihre „recessed Pt-Electrode" angewandt. Das Prinzip der Messung des pO_2 mit der Impulsmethode besteht darin, daß sich vor dem Platin eine Kammer befindet, die mit Agar oder verdünnter KCL-Lösung gefüllt ist. So in Kontakt mit dem Medium gebracht, nimmt die Kammer den pO_2 des Mediums an. Es wird dann die Polarisationsspannung nur für kurze Zeit an die Pt-Elektrode angelegt, eben die Zeit, in der der Sauerstoff an der Platinelektrode reduziert wird und in der die Nachdiffusionszone die Grenze der Kammer in das angrenzende Medium nicht überschreitet. Unter bestimmten Voraussetzungen läßt sich diese Elektrode eichen und zeigt, wie auch die übrigen Pt-Elektroden eine lineare Eichkurve. Diese Kammerelektrode (KUNZE, LÜBBERS u. WINDISCH) konnte für pO_2-Messungen im Blut und an Gewebeoberflächen verwendet werden, zeigte aber noch eine mit 9 min zu lange Zeitkonstante. Später war es möglich, mit kurzen Impulsen auch pO_2-Messungen mit einer Zeitkonstante von etwa 30 sec durchzuführen (KUNZE).

Derartige Impulsmessungen können auch mit Nadelelektroden durchgeführt werden, und zwar im quasi-kontinuierlichen Betrieb mit einer Impulslänge bis herunter zu 0,6 msec (KUNZE). Die pO_2-Eichkurven dieser Impulsmessungen gehen nicht durch den Nullpunkt des Koordinatensystems. Um die Empfindlichkeit dieser Meßanordnung zu erhöhen, wurde eine *Differenzmeßanordnung* entwickelt. Hierbei werden zwei Elektroden mit möglichst gleicher Eichcharakteristik verwendet, die in Brückenschaltung arbeiten. Die eine Elektrode mißt einen konstanten pO_2 (z. B. Luft), während die andere den aktuellen absoluten pO_2 in einem beliebigen Medium mißt. Die Genauigkeit der Einzelmessung, damit die Empfindlichkeit dieser Meßanordnung, ist auf diese Weise wesentlich größer (s. Abb. 15).

Wegen des erheblichen meßtechnischen Aufwandes, konnte diese Methode aber für die Untersuchung der Sauerstoffdruckfelder in der menschlichen Muskulatur nicht eingesetzt werden.

pO_2-Impulselektroden

Schematische Darstellung

Elektrodentyp	Meßkopf	Meßprinzip	Impulsdauer	Impulspolarisation O_2-Empfindlichkeit 10^{-9} Amp / 100 mm Hg	Kontin. Polarisation O_2-Empfindlichkeit 10^{-9} Amp / 100 mm Hg
Kammerelektrode Pt Ø 1mm, Kammer ~ 400μ			1,3 sec Meßschema	400	55
Kammermehrdraht-elektrode 10 Pt-Drähte Ø ~ 50μ Kammer ~ 400μ				100	40
Mehrdrahtelektroden 9 Pt-Drähte Ø ~ 30μ		Differenzmeßprinzip Pol.-Spannung	0,6 – 80msec Impulsserien abhängig von Impulsdauer bis 3/sec	27 – 37 abhängig von Impulsdauer	25 – 40
Mehrdrahtelektroden 9–10 Pt-Drähte Ø ~ 15μ			0,6 – 1,8 msec Impulsserien 1–3/sec	22 – 113	4 – 7
Nadelelektroden Spitze 2–5μ		Differenz-verstärker	0,6 – 1,8 msec Impulsserien 1–3/sec	2 – 87	0,38 – 3,8

Abb. 15. Sauerstoffempfindlichkeit von Platinelektroden bei impulsförmigen und kontinuier-lichen Messungen mit schematischer Darstellung der Elektrodenmeßköpfe und der Elektroden-Meßkreise. Die Sauerstoffempfindlichkeit der Elektroden ist im diskontinuierlichen Impuls-betrieb höher. Eine Herabsetzung der Zeitkonstante der Elektroden war nur durch eine extreme Verkleinerung der Meßkammer bei gleichzeitiger Änderung des Meßprinzips möglich. Die Impulselektroden mit kurzer Zeitkonstante mit dazugehöriger Meßanordnung sind unterhalb des Doppelstrichs dargestellt

Beschreibung des Gewebebezirkes, in dem die pO_2-Messungen erfolgen

Die pO_2-Nadelelektrode wird, da sie mechanisch sehr empfindlich ist, mit einer Füh-rungskanüle aus Silber, die gleichzeitig als Bezugselektrode dient, durch Haut und Fascie in die Muskulatur eingeführt. Diese Führungskanüle hat einen inneren Durch-messer von ca. 1,0 mm. Die verwendeten pO_2-Nadelelektroden sind dünn gegen die-sen Durchmesser und es können so mehrfache Einstiche vorgenommen werden. Der M. tibialis anterior hat an der Stelle des Muskelbauches etwa eine Dicke von 10 bis 15 mm. Man kann deshalb den Gewebebezirk, in dem die pO_2-Messungen erfolgen und der sozusagen einen gedachten Cylinder im Muskel unterhalb der Führungskanüle darstellt, zu etwa 10 mm³ abschätzen. Sämtliche pO_2-Messungen erfolgen unter glei-chen Bedingungen in diesem Muskelbezirk.

C. Weitere Untersuchungen

Die Messung des Potentialsprunges

Mit sehr dünnen Metallelektroden ist es möglich, Aktionspotentiale und unter günstigen Bedingungen auch Membranpotentiale extra- und intracellulär abzuleiten, wenn auch exakte Messungen nur mit elektrolytgefüllten Mikropipetten möglich sind (BISHOP u. O'LEARY; DOWBEN; FRANK; HUBEL; NASTUK u. HODGKIN; RIECKER et al.; SVAETICHIN; WOHLBARSHT). Die hier benutzten Platin-Mikronadelelektroden sind aber für die Ableitung von Mem-branpotentialen nicht geeignet, wie die Untersuchungen gezeigt haben. Sie sind wohl nicht nur an der Spitze, sondern an den gleich darüber liegenden Schaftabschnitten zu dick, so daß das Membranpotential mit dem Anstechen einer Zelle zusammenbricht. Jedenfalls konnten mit diesen Nadelelektroden unter Verwendung eines Kathodenfolgemeßkreises (1000—4000 M°, 0,1—1,0 pF) nur Verletzungspotentiale mit einer Amplitude von wenigen Millivolt aus der Muskulatur registriert werden (Abb. 16). Gelegentlich fanden sich beim Vorschieben der Nadel in der Muskulatur kurz aufeinanderfolgende, in der Polarität entgegengerichtete Potentialsprünge von wenigen Millivolt. Das weist darauf hin, daß es mit dünneren, lang konisch angespitzten Nadelelektroden möglich sein muß, Membranpotentiale unter diesen Bedingungen abzuleiten, und das haben WHALEN u. Mitarb. kürzlich für die Herzmuskulatur nachweisen können.

In der Regel diente uns die Ableitung dieser Verletzungspotentiale nur zur Kontrolle, ob die pO_2-Messung im Muskelgewebe und nicht etwa vorwiegend im Bindegewebe erfolgte. Es wurde deshalb auch auf eine genaue Amplituden- und Zeitdauermessung verzichtet.

Diese Messungen wurden eingangs oder auch während des pO_2-Untersuchungsprogramms durchgeführt. Mit Einzelnadelelektroden gelang die gleichzeitige Registrierung von pO_2 und Potentialsprung nicht, da es trotz Kondensatorankoppelung zu einer starken Einstreuung von Störfrequenzen aus den verwendeten Meßgeräten kam. Erst seitdem Nanoamperemeter der Fa. Knick mit Diodenverstärkern verwendet werden, sind diese Störungen weitaus geringer.

Unter Verwendung der *Doppelnadelelektrode* können aber diese Schwierigkeiten weitgehend umgangen werden. Jetzt hat jede Messung ihren eigenen Meßkopf und ihren eigenen Meßkreis. Die im Muskelbezirk wirksame Spannung von 600—800 mV und der über die pO_2-Elektrode fließende Strom, in der Größenordnung von 4×10^{-10} A, führt, wie Kontrollen bei unseren Messungen gezeigt haben, nicht zu einer Depolarisation der Muskelzellmembran und damit nicht zur Faserreizung.

Kommt es doch zur Entladung von Aktionspotentialen, wie es besonders bei neurogenen Muskelerkrankungen infolge der erhöhten Faserirritabilität möglich ist, dann wird die Elektrode für die Sauerstoffmessung infolge Spitzenbeschädigung unbrauchbar (Abb. 17).

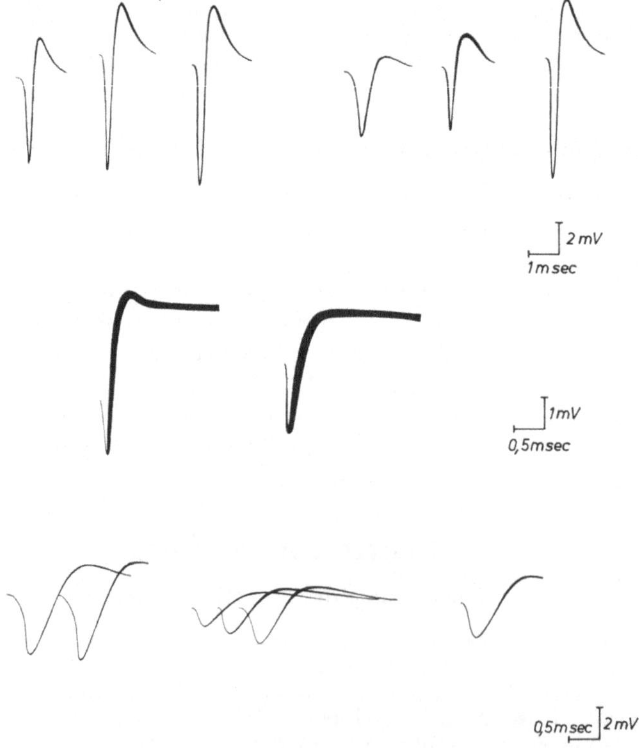

Abb. 16. Potentialsprünge, wie sie mit Pt-Nadelelektroden im Kathodenfolgemeßkreis beim Durchstechen der Muskelfasern registriert werden

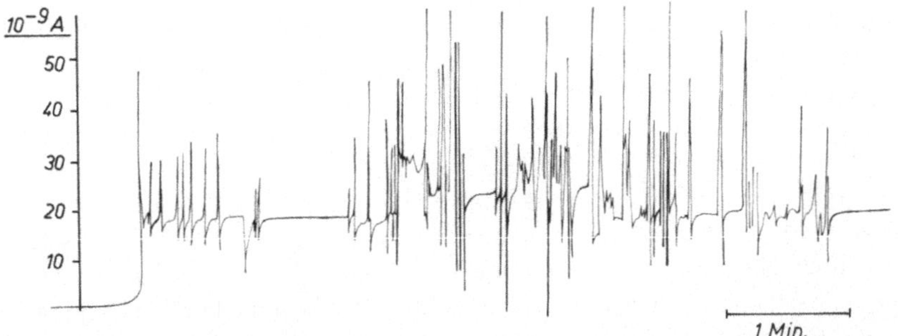

Abb. 17. Ausschnitt aus einer Registrierung, bei der Muskelaktionspotentiale über die Nadelelektrode im Sauerstoffdruckmeßkreis registriert wurden. Die Spitze der Nadelelektrode wurde dabei beschädigt, wie der erheblich höhere Strom anzeigt

Die Registrierung der lokalen Muskeldurchblutung

Zur Kontrolle der „steady state-Bedingungen" wurde während der pO_2-Messung die lokale Muskeldurchblutung mit einer Wärmeleitsonde nach HENSEL registriert.

Verwendet wurde dabei eine starre Muskelsonde vom Typ G1, Länge 80 mm, Außendurchmesser 0,8 mm. Bei dieser Methode wird das Gewebe von der geheizten Lötstelle der Sonde punktförmig auf eine Übertemperatur von etwa 3° C gebracht. Die Temperaturdifferenz zwischen geheizter und nicht geheizter Lötstelle der Sonde, der Wärmeleitwert λ des Gewebes, wird registriert. Je größer die Temperaturdifferenz ist, um so größer ist die lokale Durchblutung.

Der von der Sonde erfaßte Gewebebezirk hat etwa einen Durchmesser von 3 mm. Der Wärmeleitwert λ, die Heizstromstärke I, die Übertemperatur δ und die Eichkonstante k der jeweiligen Sonde sind in der Beziehung $\lambda = k \cdot \dfrac{I^2}{\delta}$ zusammengefaßt. Einzelheiten und ausführliche Literatur s. GOHLENHOFEN, HENSEL u. HILDEBRANDT.

Unter den verschiedenen Verfahren, die heute zur Messung der Muskeldurchblutung zur Verfügung stehen (Zusammenfassung s. HENSEL) wurde für Durchblutungsmessungen in Verbindung mit der lokalen pO_2-Messung in der Muskulatur, dieses Verfahren ausgewählt, weil es erlaubt, *lokale Änderungen* der Muskeldurchblutung zu erfassen.

Die Muskelsonde wird längs der Verlaufsrichtung der Muskelfasern mit leicht nach unten geneigter Spitze in den M. tibialis anterior nach Anaesthesie von Haut und Fascie eingeführt. Die Sondenspitze soll möglichst nahe dem Bereich, in dem die pO_2-Messungen durchgeführt werden, liegen, jedoch nicht so, daß Temperaturänderungen durch die Gewebeaufheizung der Sonde die pO_2-Messung stören. Drosselungsteste bei ungeheizter und geheizter Sonde, wie sie für die Ermittlung der optimalen Sonderlage notwendig sind, finden vor Einführung der pO_2-Nadelelektrode statt. Die Wärmeleitsonde wird an ihrem proximalen Ende an der Haut des Unterschenkels fixiert.

Der Meßplatz für pO_2-Messungen in der Muskulatur: Das Untersuchungsstativ und die notwendigen Meßinstrumente

Sämtliche pO_2-Messungen erfolgen mit Nadelelektroden, die senkrecht zum Faserverlauf in den Muskel eingeführt werden. Die Nadelelektroden werden durch eine Führungskanüle, mit den Abmessungen $20 \times 1,4$ mm äußerer Durchmesser, ganz flach angeschliffen, in den Muskel eingeführt. Die Führungskanüle reicht lediglich bis zur Fascie, nicht tiefer.

Messungen mit derartig feinen Elektroden lassen sich nur unter Verwendung eines möglichst schwingungsfreien Statives durchführen. An diesem Stativ befindet sich an einem ausschwenkbaren Arm A (s. Abb. 18) ein Feintrieb mit der Mikroelektrodenhalterung H_1 und der Führungselektrodenhalterung H_2. Der Arm kann in beliebiger Höhe an der Stativstange fixiert und ausgeschwenkt werden. Die Führungselektrodenhalterung H_2 besteht aus Plexiglas und ist an einer Platte B befestigt, mit der eine beliebige Distanz zum Feintrieb F eingestellt werden kann. Die Führungskanüle und damit die Bezugselektrode kann man also jederzeit unabhängig vom Stativ erden.

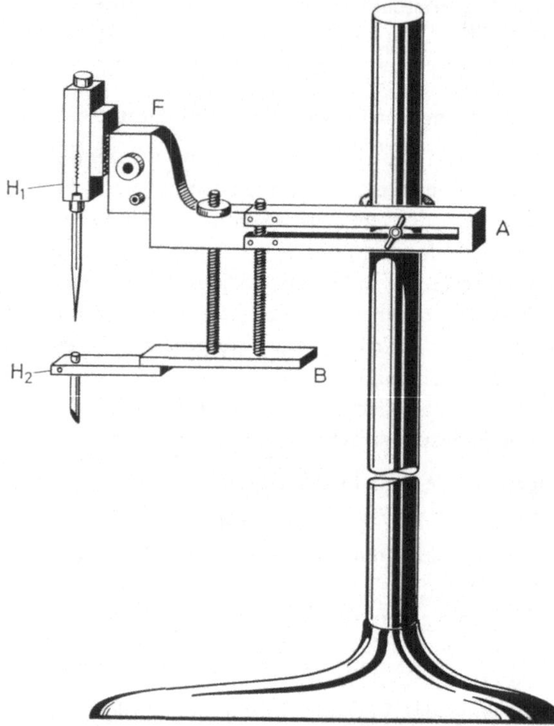

Abb. 18. Elektrodenhalterung für Sauerstoffdruckmessungen in der Muskulatur. (Beschreibung im Text)

Die Mikroelektrodenhalterung H_1 wird vom Feintrieb F aufgenommen, der einen geeichten Mikrotrieb mit einem Vorschub von 2 μ pro Skalenteil besitzt.

Die Mikroelektrode wird in die am unteren Ende befindliche Schraubfassung der Halterung H_1 eingespannt. Diese Fassung ist aus Kunststoff und isoliert den Glasmantel der Mikroelektrode von den übrigen Anteilen der Halterung, die aus Vierkantmaterial hergestellt ist. Der Kontakt befindet sich in dieser Halterung zentral, der oben mit der abgeschirmten Buchse verbunden ist, in der Mitte eine Teleskopiefederung, und am unteren Ende ein Silberplättchen von ca. 3×3 mm trägt.

Der Kupferdraht der Mikroelektrode (s. oben unter Herstellung der Mikroelektroden) ragt etwa 5 mm über den oberen Glasrand der Capillare hinaus. Die Elektrode wird nun so in die untere Schraubfassung eingespannt, daß dieser Kupferdraht unter leichtem Druck gegen den gefederten Kontakt steht. Es ist damit ein guter elektrischer Kontakt zwischen Nadelelektrode und Kabelableitungen gewährleistet. Der vordere Teil der Halterung H_1 ist aus Plexiglas und kann leicht abgenommen werden (Leckstromkontrolle o. ä.).

Die Führungskanüle wird nach vorheriger Anaesthesie und kleinem Hautschnitt mit einer Hämostilette durch Haut und Fascie geschoben. Dann wird sie in der Halterung H_2 fest verschraubt und der Feintrieb F in dieser Stellung am Stativ fixiert. Dabei muß darauf geachtet werden, daß die Halterung H_2 keinen Druck auf die sehr empfindliche Tibiakante ausübt.

Die Mikroelektrode in H_1 ist auf die Führungskanüle in H_2 zentriert, so daß beim Herunterfahren die Mikroelektrode einfach durch die Führungskanüle gleitet. Bei sehr feinen Mikroelektroden mit besonders dünnem Glasmantel wird der Schaft im oberen Anteil durch eine abgebogene Kanüle leicht geleitet.

Zum Meßplatz gehören neben dem Stativ und den Nadelelektroden die für die pO_2-Registrierung notwendigen Meßgeräte (Polarisationsspannungsgeber und Nanoamperemeter, Fa. Knick, Berlin), die Meßgeräte für die lokale Muskeldurchblutung (Fluvograph), ein Kathodenfolgemeßkreis (imperativer Vorsatz und Vorverstärker, Dr. Ing. J. F. TÖNNIES oder Hochimpedanztastkopf ROHDE & SCHWARZ) und ein Oscillograph (2-Strahl-Universal-Indikator, Fa. DISA, Kopenhagen). Registrierung des pO_2 erfolgt gleichzeitig mit der Muskeldurchblutung auf dem Fluvographen bei einem Papiervorschub von 40 mm/min. Die Potentialsprünge werden mit einer Recordine (Dr. TÖNNIES) registriert.

D. Der Untersuchungsgang, Dokumentation und Darstellung der Ergebnisse

Sämtliche Untersuchungen in der Muskulatur werden im ruhenden M. tibialis ant. durchgeführt. Dieser Muskel wurde gewählt, weil er gut zugänglich ist und sowohl bei neurogenen und myogenen Erkrankungen der Muskulatur relativ früh mitbetroffen ist. Die Beteiligung des M. tibialis ant., die klinisch oft noch nicht hervortritt, d. h. latent bleibt, läßt sich aber elektromyographisch und muskelbioptisch nachweisen (ERBSLÖH, KUNZE u. RECKE).

Die zu untersuchenden Personen liegen auf einem breiten, niedrigen Untersuchungsbett, auf das über die übliche Polsterung noch eine ca. 5 cm hohe feste Schaumgummipolsterung (Dunlopillo) gelegt wird. So können Liegezeiten bis zu drei Stunden gut durchgehalten werden. Die Beine der Patienten werden in besonders gut ausgeformte Braunsche Schienen aus Schaumgummi gelegt, in denen Ober- und Unterschenkel gut ruhiggestellt sind. Wichtig ist, daß die Patienten bei der Untersuchung völlig ruhig und entspannt liegen, und es auch nicht vor oder während der Messungen zu einer Steigerung des reflektorischen Muskeltonus kommt. Um in jedem Falle die gewünschte Muskelentspannung in Ruhelage zu ermöglichen, erhalten leicht erregbare Patienten 1—2 Stunden vor der Untersuchung 10 mg Valium. Ferner wird darauf geachtet, daß die Patienten sich während der Untersuchung behaglich fühlen, das heißt, daß es weder zum Frösteln noch zu einem Wärmestau kommt.

Die ausreichende Muskelentspannung wurde zunächst vor und auch während der Untersuchungen elektromyographisch kontrolliert. Aus den Untersuchungen von

GÖPFERT, GOHLENHOFEN u. EIFF ist bekannt, daß es bei Erhöhung des affektiven Tonus zu einer Muskelanspannung kommt, die sich auch elektromyographisch nachweisen läßt. Später konnten wir von elektromyographischen Kontrollen absehen, da eine auch nur leichte Muskelspannung zu einer Änderung in der lokalen Muskeldurchblutung führt, und deshalb über die Wärmeleitsonde während der Untersuchungsdauer eine gute Kontrollmöglichkeit besteht.

Nach Vorbereitung der Nadelelektroden, des Meßplatzes und nachdem die Wärmeleitsonde eine gute Lage im Gewebe hat, werden die Nadelelektroden vorsichtig durch die Führungskanüle in die Muskulatur geschoben. Es wird ein „steady state" für die lokale Muskeldurchblutung abgewartet, dann erst erfolgt die Registrierung der pO_2-Werte mit gleichzeitiger Protokollierung des vorgeschobenen Stückes (in μ) kontinuierlich mit dem Fluvographie bei einem Papiervorschub von 40 mm/min.

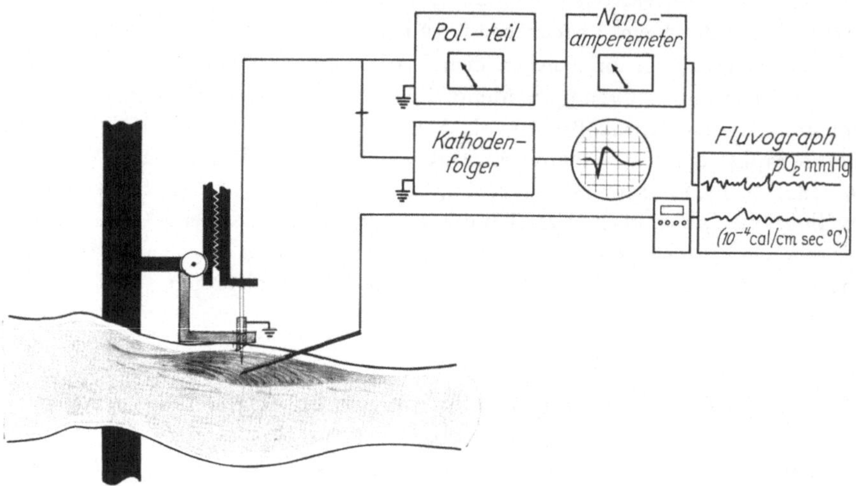

Abb. 19. Schematische Darstellung der Meßanordnung zur Messung des lokalen pO_2 und der lokalen Durchblutung in der Muskulatur

Da die Nadelelektroden dünn sind gegen das innere Lumen der Führungskanüle, außerdem manche Nadel trotz vorsichtigem und nicht abruptem Vorschieben in der Muskulatur unbrauchbar wird, werden jeweils für eine Untersuchung 4—6 Elektroden vorbereitet und bei Bedarf, nacheinander verwendet. So können die Messungen an verschiedenen Stellen horizontal und vertikal in der Muskulatur erfolgen. Es wird damit der unter der Führungskanüle liegende Gewebebezirk hinsichtlich seiner Sauerstoffdruckverteilung sozusagen vermessen (Abb. 19 u. 20).

Mit der *Einzelnadelelektrode* können nur pO_2-Messungen in der Vertikalen, also senkrecht zur Faserrichtung durchgeführt werden. Es ist uns nicht gelungen, Nadelelektroden parallel zur Faserrichtung in die Muskulatur zu stechen. Da aber an verschiedenen Stellen der Führungskanüle mit den dünnschaftigen Einzelnadelelektroden neu eingefahren wird, sind in der Gesamtzahl der gemessenen Werte sowohl pO_2-Werte in verschiedenen Ebenen parallel wie auch senkrecht zur Faserrichtung enthalten.

Anders bei der *Doppelnadelelektrode.* Hier können gleichzeitig pO_2-Werte an zwei Punkten gemessen werden, die parallel zur Faser (also in horizontaler Richtung) nur einen geringen Abstand haben (40—80 μ). Beim Vorschieben dieser Nadel in der Muskulatur senkrecht zur Faserrichtung werden jeweils immer wieder die Änderungen des pO_2 an diesen beiden, in Faserrichtung nur gering voneinander entfernten Punkten, gemessen.

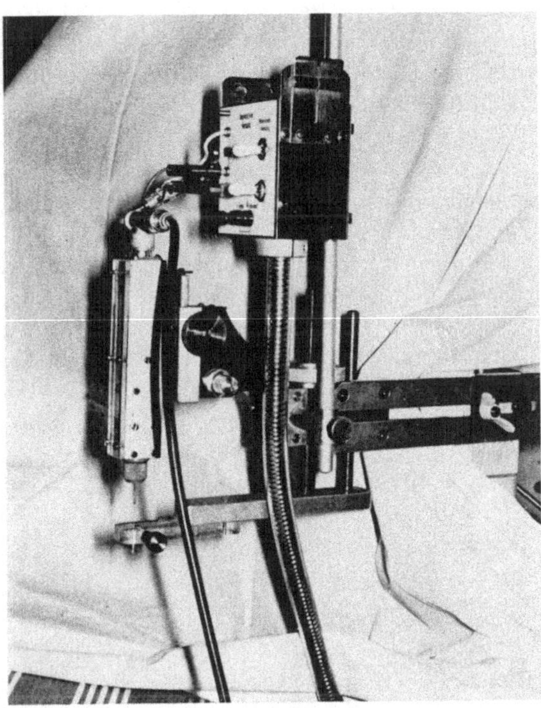

Abb. 20. Nadelelektrodenhalterung am Mikromanipulator

Es wird so der Gewebebezirk unterhalb der Führungskanüle vermessen, d. h., daß das O_2-Druckfeld punktförmig erfaßt wird. Die Auswertung und Darstellung dieser Druckfelder wird unten besprochen.

Vor oder während der Untersuchung werden Potentialsprünge gemessen, um sicher zu sein, daß die Messungen vorwiegend in der Muskulatur erfolgen. Unabhängig von dieser pO_2-Änderung beim Vorschieben der Nadel durch den Muskel, wird versucht, die pO_2-Änderung bei einer Reihe von Reaktionen (arterielle Drosselung, O_2- und Carbogenatmung, spontane Durchblutungsänderungen) zu untersuchen. Dabei ergeben sich allerdings besondere Schwierigkeiten. Immer wieder kommt es bei der Prüfung dieser Reaktionen zu geringfügigen Nadellagenänderungen, die die Auswertung der pO_2-Änderung nicht möglich machen. Außerdem läßt sich eine plötzliche reflektorische Muskeltonussteigerung doch nicht immer vermeiden, so daß es zu schwachen Muskelanspannungen kommt, die aber schon ausreichen, um die empfindliche Spitze der Nadelelektrode zu beschädigen.

Auswertung und Darstellung der Ergebnisse

Die Registrierung der Sauerstoffdruckmessungen in der Muskulatur erfolgt, wie oben beschrieben, mittels eines Schreibers mit einer Papiergeschwindigkeit von 40 mm pro min (Fluvograph, Fa. Hartmann & Braun). Die jeweiligen Sauerstoffdruckwerte in Torr lassen sich aus den für jede Nadel aufgestellten Eichkurven ablesen. Sämtliche Sauerstoffdruckwerte einer Untersuchung, die zusammen das jeweilige Sauerstoffdruckfeld charakterisieren, werden in Gruppen von 10 zu 10 Torr geordnet. Es ergeben sich dabei 11 Gruppen im Bereich von 0—110 Torr. Die prozentuale Häufigkeitsverteilung in diesen Gruppen ermöglicht dann eine gute Übersicht und Vergleichsmöglichkeit der Sauerstoffdruckverteilungen in den verschiedenen Sauerstoffdruckfeldern.

Außerdem werden bei der Ausmessung des Sauerstoffdruckfeldes die Sauerstoffdruckänderungen in Abhängigkeit von der Entfernung der Meßpunkte (in μ) im Gewebe protokolliert und graphisch dargestellt.

Die graphische Darstellung der empirisch gefundenen Sauerstoffdruckverteilungen spricht für eine logarithmische Normalverteilung (S. 39, 40).

Dieses wird durch die Darstellung im Wahrscheinlichkeitsnetz mit dem log pO_2 als Abscisse, bei der sich eine angenäherte Gerade ergibt, bestätigt. Abweichungen der Verteilungsfunktion von diesem Verhalten, also stufenförmige oder geknickte Kurvenerläufe im Wahrscheinlichkeitsnetz, weisen auf eine pathologisch bedingte Veränderung der Sauerstoffdruckverteilung hin.

Einzelheiten und Beispiele für dieses Auswertungsverfahren werden in den Abschnitten über die Ergebnisse der Untersuchungen an Gesunden und an Patienten mit Muskelerkrankungen dargestellt.

IV. Ergebnisse der Sauerstoffdruckmessungen in der menschlichen Muskulatur mit der Mikrotechnik

A. Untersuchungen an Gesunden

1. Das Sauerstoffdruckfeld in der normalen Skeletmuskulatur

Es wurden insgesamt 24 muskelgesunde Personen im Alter von 27—59 Jahren (23 Männer und 1 Frau) untersucht. Sämtliche Untersuchungen erfolgten mit der bereits beschriebenen Technik im ruhenden M. tibialis anterior nach vorangegangener Bettruhe.

Kurz nach dem Einführen der Nadelelektrode in die Muskulatur stellt sich für den pO_2 eine „steady state" ein. Wird die Elektrode dann in vertikaler Richtung weiter vorgeschoben, was im wesentlichen in Stufen von 100 μ zu 100 μ erfolgt, gelegentlich auch in Abständen von 500 μ, so kommt es zu einem neuen „steady state". Es wird also an verschiedenen Punkten im Gewebe ein unterschiedlicher pO_2 gemessen. Die Gesamtheit dieser so in dem beschriebenen Gewebebezirk gemessenen einzelnen Sauerstoffdruckwerte stellt das Sauerstoffdruckfeld dar.

Die Skala der gemessenen Einzelwerte reicht von 1—100 (110) Torr pO_2. Im Sauerstoffdruckfeld finden sich neben Bezirken mit einer großen pO_2-Änderung von Meßpunkt zu Meßpunkt solche mit nur geringen pO_2-Änderungen. Das zeigt sich sowohl in der kontinuierlichen pO_2-Registrierung (Abb. 23 a u. b), die von allen Nadelelektroden während des Untersuchungsganges erfolgt, als auch in der graphischen Darstellung der pO_2-Änderungen in Abhängigkeit der Meßpunktentfernung voneinander (Abb. 21 a u. b, 22). Auf die Bedeutung dieser Sauerstoffdruckgradienten wird später noch in der Besprechung der Ergebnisse eingegangen.

Diese Darstellungen der einzelnen Meßwerte spiegeln die Versorgungsbedingungen des Skeletmuskels, bzw. sein Capillarmuster wider und man sieht an den angeführten Beispielen (Abb. 21—23), daß unterschiedliche Capillarverteilungen angetroffen werden.

Der arithmetische Mittelwert für den pO_2 sämtlicher Sauerstoffdruckfelder im gesunden, ruhenden Muskel errechnet sich zu 38,1 ± 6,6 Torr (s. Tabelle 2).

Diesem Mittelwert kommt insofern eine Bedeutung zu, als alle Angaben über Sauerstoffdrucke im Gewebe, besonders in der Muskulatur, aufgrund der angewandten Methodik sich immer nur auf Mittelwerte bezogen, gleichgültig ob die Gastaschenmethode (ANSCHÜTZ; PIIPER; VAN LIEW) oder andere Methoden (STAINSBY et al.; KRAMER et al.; MILLIKAN; BÜCHERL u. SCHWAB u. a.) benutzt wurden. Der aus den lokalen Sauerstoffdruckwerten des Sauerstoffdruckfeldes sich errechnende Mittelwert stimmt gut mit den aus o. g. Methoden bekannten Mittelwerten für den ruhenden gesunden Skeletmuskel überein.

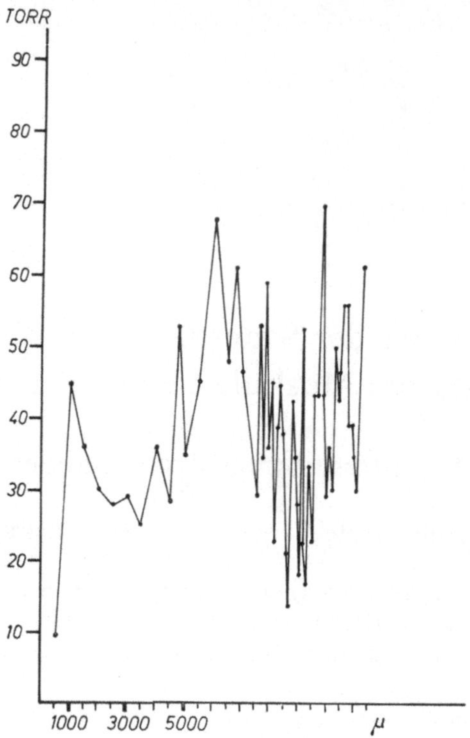

a

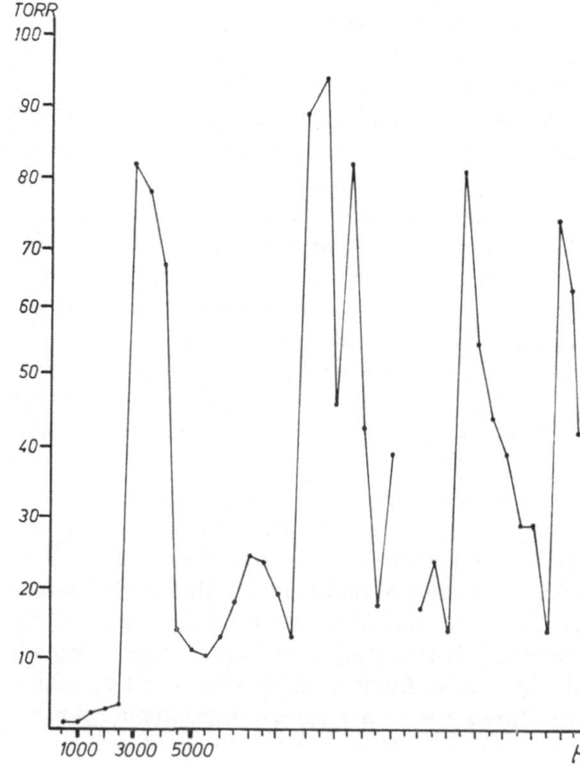

b

Abb. 21 a u. b. Verschiedene Sauerstoffdruckfelder in normalen M. tib. ant. Darstellung der Sauerstoffdruckänderungen in Abhängigkeit von der Meßpunktentfernung

Tabelle 2. *Charakteristische Werte verschiedener Sauerstoffdruckfelder bei muskelgesunden Personen (im ruhenden M. tib. ant.)*

Prot. Nr.	Maximum Torr	0—20 Torr %	mittlerer pO_2 Torr
5	11—20	15	25,5
8	21—30	4	30,4
9	31—40	8	35,3
10	21—30	6	27,8
11	11—40	15	30,5
12	21—30	6	31,4
13	21—30	8	28,8
14	21—30	10	33,0
15	21—30	4	32,7
16	41—50	7	41,8
17	21—30	3	44,0
22	31—40	4	38,8
23	11—20	17	38,9
26	11—30	20	26,6
28	21—30	12	32,4

mittlere Häufigkeit 0—20 Torr in %: $9,3 \pm 4,6\%$
mittlerer pO_2: $38,1 \pm 6,6$ Torr

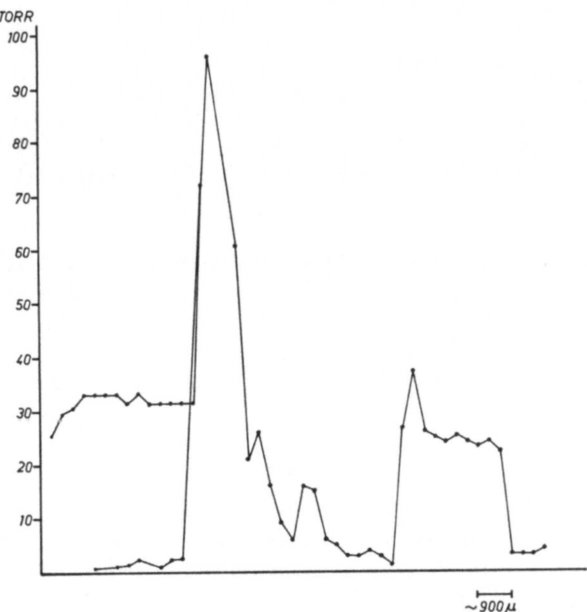

Abb. 22. Sauerstoffdruckfeld im normalen M. tib. ant. in gleicher Darstellung wie Abb. 21 a u. b. Doppelnadelregistrierung. Abstand der beiden Elektroden in horizontaler Richtung ca. 50 μ. Eine der beiden Elektroden wird nach einiger Zeit unbrauchbar

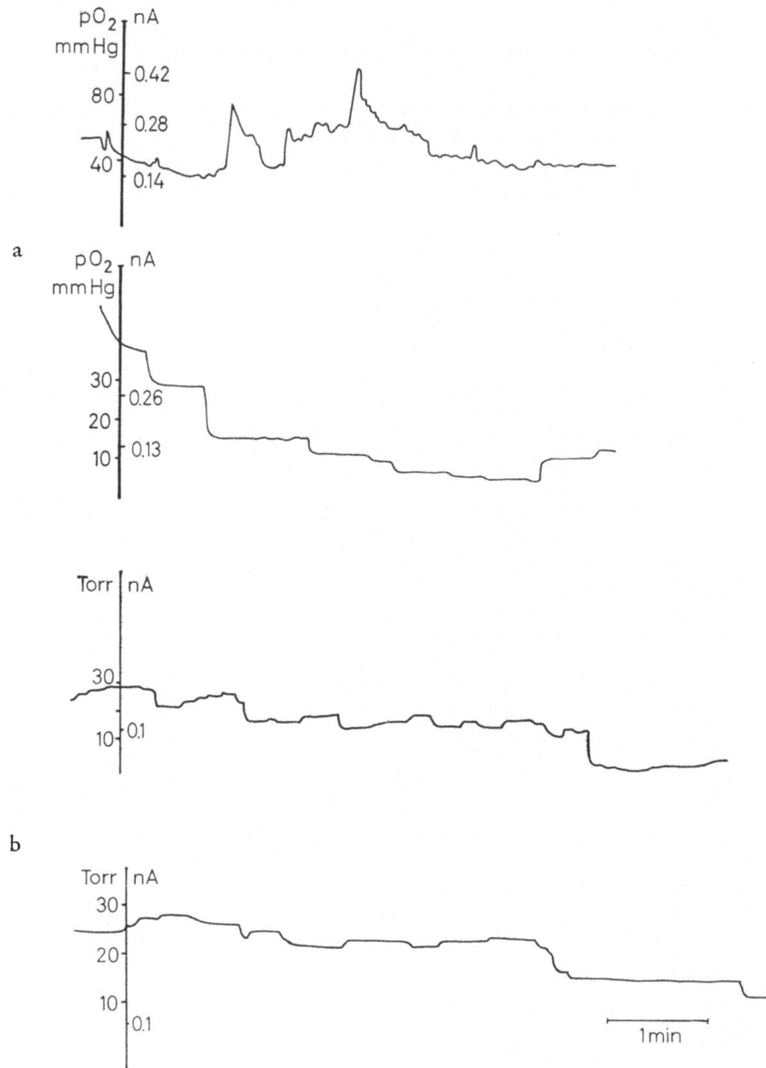

Abb. 23 a u. b. Sauerstoffdruckänderungen beim Vorschieben der Nadelelektrode in der Muskulatur. Die Registrierungen in b stellen einen Ausschnitt aus einer Messung mit einer Doppel-Nadelelektrode dar. (Papiervorschub 40 mm/min)

Damit die einzelnen Sauerstoffdruckfelder miteinander verglichen werden können, wurde als Darstellung die prozentuale Häufigkeitsverteilung gewählt. Die einzelnen Sauerstoffdruckwerte wurden in Klassen von 10 zu 10 Torr pO_2 geordnet (Abscisse) und die prozentuale Häufigkeit der einzelnen Klassen auf der Ordinate aufgetragen. Diese Darstellung ermöglicht Sauerstoffdruckfelder im pathologisch veränderten Muskel mit solchen im gesunden Muskel zu vergleichen.

Im gesunden Muskel findet sich eine prozentuale Häufigkeitsverteilung mit einem zu den niedrigen Sauerstoffdrucken hin verschobenen Gipfel (Abb. 24). Dieser Häufigkeitsgipfel liegt im wesentlichen zwischen 21—30 Torr pO_2. Bei den Auswertungen der pathologisch veränderten Sauerstoffdruckfelder stellte sich heraus, daß der prozentuale Anteil der Meßwerte in den Gruppen 0—20 Torr eine charakteristische Größe darstellt. Im normalen Muskel beträgt dieser Anteil 9,3 ± 4,6% (s. Tabelle 2).

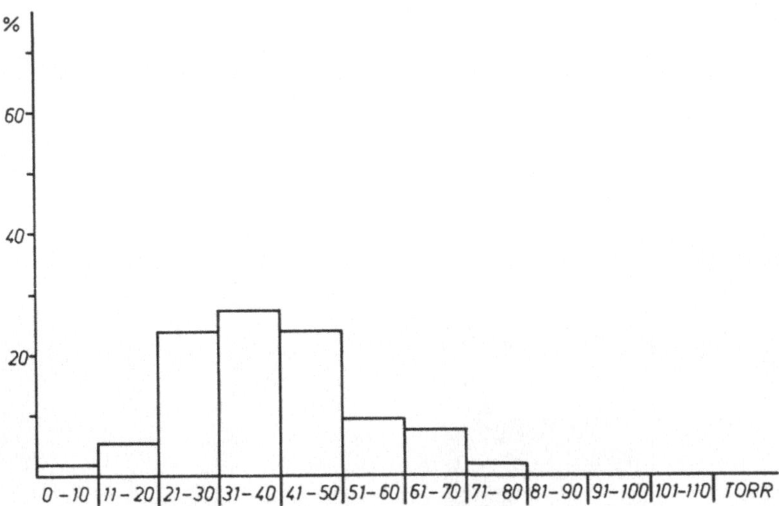

Abb. 24. Darstellung der prozentualen Häufigkeitsverteilung der Sauerstoffdruck im gesunden, ruhenden Muskel (M. tib. ant.) Abscisse Torr pO₂, Ordinate % Häufigkeit. (55 Einzelmessungen)

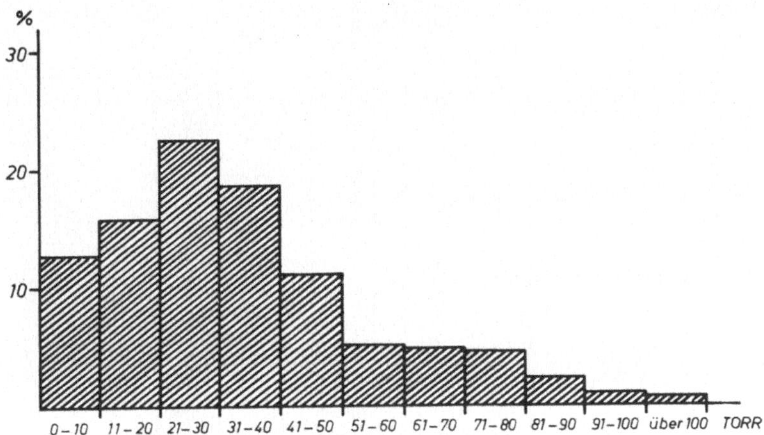

Abb. 25. Darstellung der Häufigkeitsverteilung sämtlicher im normalen Muskel (M. tib. ant.) gemessenen Sauerstoffdruckwerte. Zugleich eine Gesamtdarstellung normaler Sauerstoffdruckfelder in einer Häufigkeitsverteilung. (815 Einzelmessungen)

Aus den Darstellungen der Sauerstoffdruckfelder (Abb. 24, 25) kann man entnehmen, daß es sich hierbei um eine nach links verschobene Normalverteilung handelt. Die Prüfungen am Wahrscheinlichkeitsnetz bestätigen das. Wird als Abscisse dagegen der log pO₂ gewählt, so läßt sich das Sauerstoffdruckfeld in Form einer angenäherten Geraden darstellen, Abweichungen von der angenäherten Geraden zeigen den pathologischen Befund an. Diese Auswertungen und die Darstellungen von Histogrammen, mit Klassenumfang und Klassenanzahl, bezogen auf die Anzahl der Meßwerte, wurden von Herrn W. J. ZIEGLER nach einem speziell von ihm für diese Untersuchungen programmierten Verfahren erstellt. An je einem Fall eines normalen und eines pathologisch veränderten Muskels ist das Ergebnis dieser Auswertung exemplarisch dargestellt (Abb. 26 a u. b). Später wird bei den einzelnen Protokollen im Text darauf eingegangen.

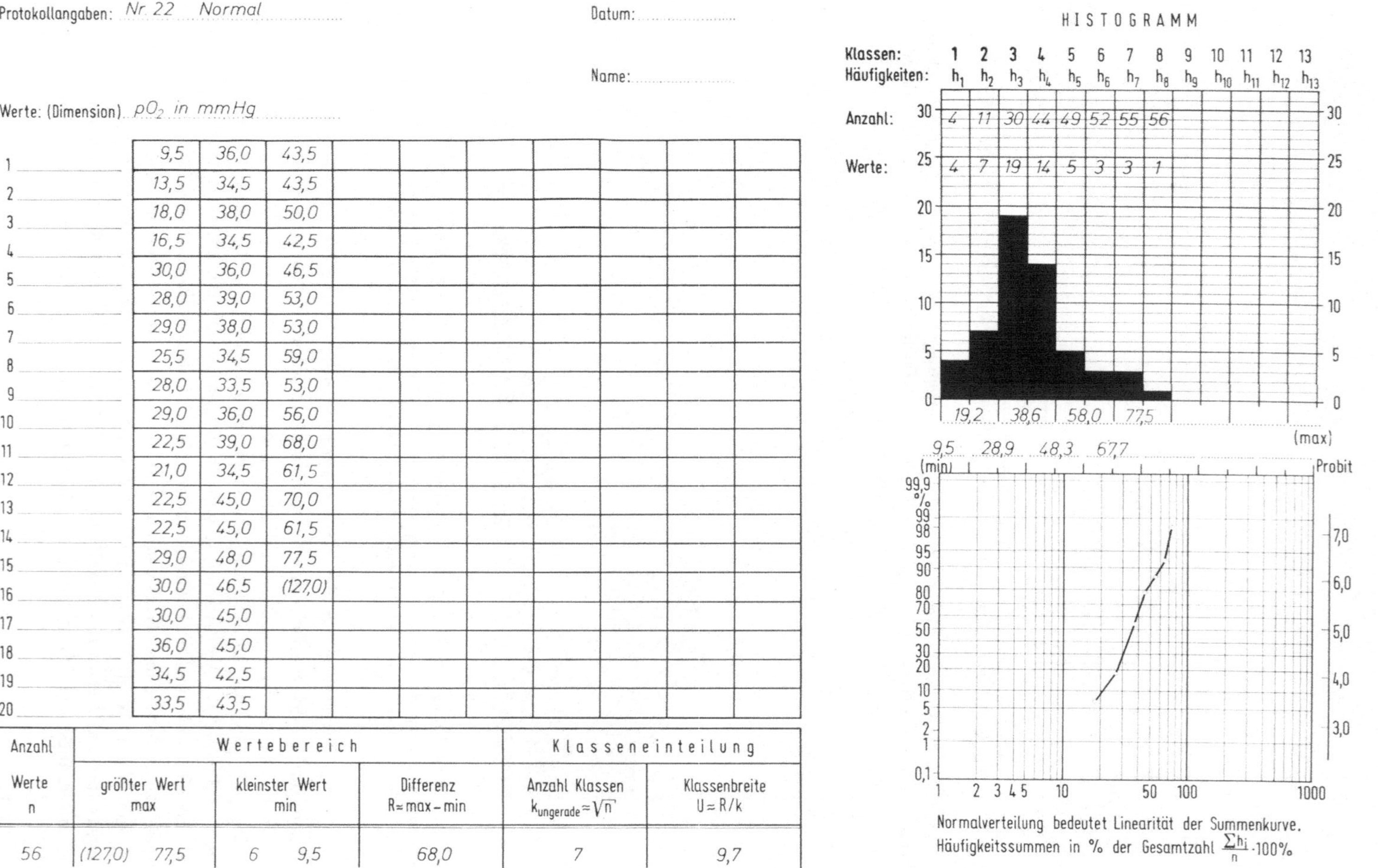

Protokollangaben: *Nr. 22   Normal*   Datum: Name:

Werte: (Dimension) *pO₂ in mmHg*

1	9,5	36,0	43,5
2	13,5	34,5	43,5
3	18,0	38,0	50,0
4	16,5	34,5	42,5
5	30,0	36,0	46,5
6	28,0	39,0	53,0
7	29,0	38,0	53,0
8	25,5	34,5	59,0
9	28,0	33,5	53,0
10	29,0	36,0	56,0
11	22,5	39,0	68,0
12	21,0	34,5	61,5
13	22,5	45,0	70,0
14	22,5	45,0	61,5
15	29,0	48,0	77,5
16	30,0	46,5	(127,0)
17	30,0	45,0	
18	36,0	45,0	
19	34,5	42,5	
20	33,5	43,5	

Anzahl	Wertebereich			Klasseneinteilung	
Werte n	größter Wert max	kleinster Wert min	Differenz $R \approx max - min$	Anzahl Klassen $k_{ungerade} \approx \sqrt{n}$	Klassenbreite $U \approx R/k$
56	(127,0) 77,5	6 9,5	68,0	7	9,7

a

HISTOGRAMM

Normalverteilung bedeutet Linearität der Summenkurve. Häufigkeitssummen in % der Gesamtzahl $\frac{\Sigma h_i}{n} \cdot 100\%$

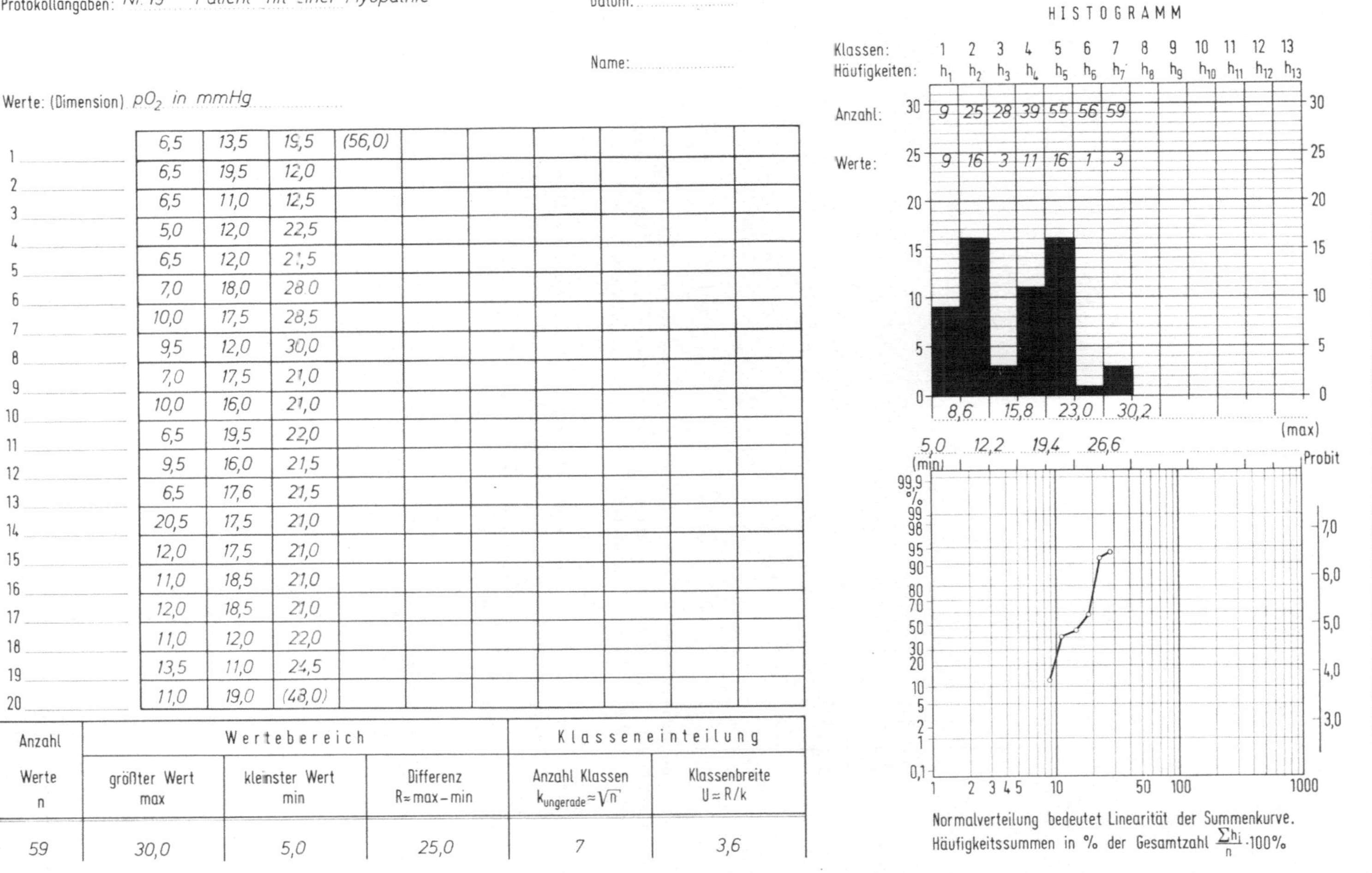

Abb. 26 a u. b. Statistische Auswertung der gemessenen Sauerstoffdruckwerte im Histogramm und Wahrscheinlichkeitsnetz. (Nach W. J. ZIEGLER)

Histogramm: Abscisse: Klassenumfang in pO₂; *Ordinate: Klassenhäufigkeit.*

Wahrscheinlichkeitsnetz: Abscisse: log pO₂; Ordinate: Häufigkeitsmessungen in % Gesamtzahl $H_i = \dfrac{\sum\limits_{i=1}^{k} h_i}{n} \cdot 100\ (\%)$.   Ungerade Anzahl der Klassen $k \lessgtr \sqrt{n}$

2. Sauerstoffdruckänderungen in der Muskulatur durch Änderungen physiologischer Parameter

Bei arterieller und venöser Drosselung, die schlagartig bis zu einem Druck von 200—250 Torr am Oberschenkel herbeigeführt wird und zwischen 1 min und max. 7 min dauert, kommt es sowohl zu einem Durchblutungs- wie auch zu einem pO_2-Abfall (s. Abb. 27).

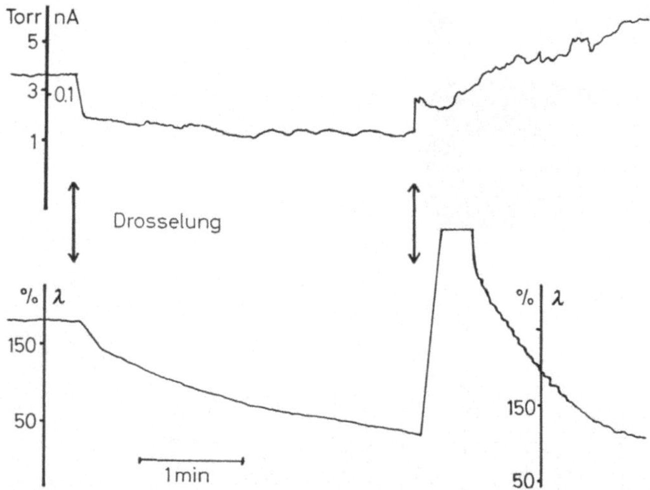

Abb. 27. Drosselungsreaktion im ruhenden, gesunden M. tib. ant. Mit der schlagartig einsetzenden Drosselung kommt es gleichzeitig zu einem Sauerstoffdruckabfall (obere Registrierung) und zu einem Abfall der lokalen Muskeldurchblutung (untere Registrierung) im Muskel

Tabelle 3. *Sauerstoffdruckwerte vor, während und nach Ende verschiedener Drosselungsversuche (arterielle Drosselung, Staudruck bis 200 mm Hg)*

Prot. Nr.	pO_2 vor Drosselung	pO_2 min bei Drosselung	pO_2 n. Öffnung d. Dross.
5	23,0	8,0	21,0
5	6,0	1,5	21,0
5	22,5	7,0	26,0
5	19,0	0,0	17,0
5	19,0	0,0	17,0
5	1,0	0,0	1,0
13	11,4	7,5	11,3
13	20,0	11,0	22,5
13	18,0	3,5	21,5
13	22,0	20,0	21,0

Das Ausmaß dieses Sauerstoffdruckabfalles bei Ischämie ist unterschiedlich groß wie aus Tabelle 3 hervorgeht.

Eigentlich sollte man dabei einen Druckabfall bis in die Größenordnung von Null Torr herunter erwarten. Das läßt sich auch nachweisen, wie aus der Tabelle 3 hervor-

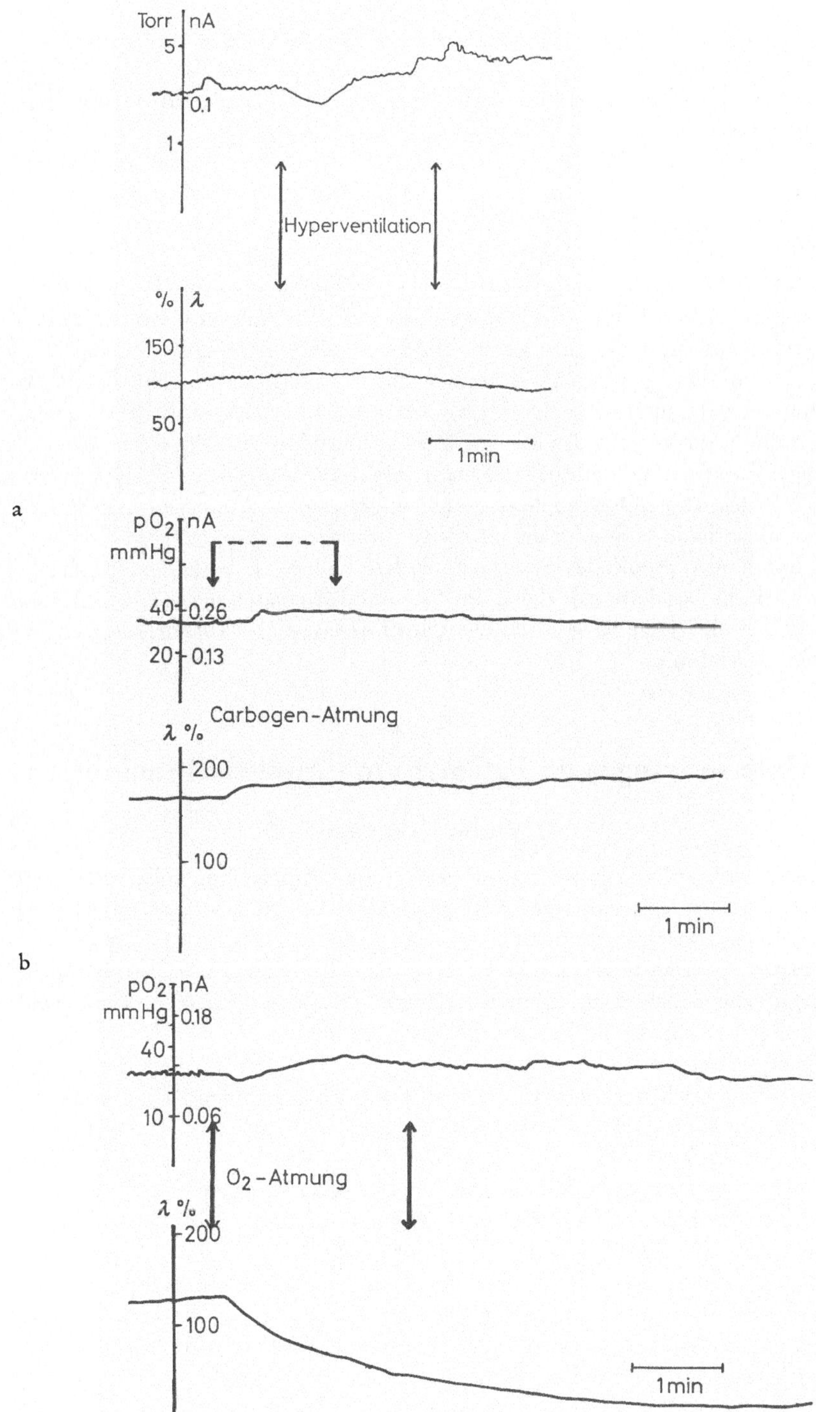

Abb. 28. a—c. Änderung des pO_2 im ruhenden, gesunden M. tib. ant. auf Hyperventilation. Auf einen initialen pO_2-Abfall folgt ein leichter pO_2-Anstieg. b u. c Änderung von lokalem pO_2 und lokaler Muskeldurchblutung bei Carbogenatmung und O_2-Atmung. Gleichzeitig mit der lokalen Muskeldurchblutung steigt auch der lokale Sauerstoffdruck an. Bei O_2-Atmung steigt der lokale pO_2 an und die lokale Muskeldurchblutung fällt ab

geht, ist aber an optimale Bedingungen der jeweiligen Nadelelektrodenposition im Muskel gebunden.

Atmeten die Personen bei der Untersuchung kurzfristig Sauerstoff oder Carbogen ein oder hyperventilierten sie, so konnten Anstiege des Sauerstoffdruckes bis 12 Torr gemessen werden (Abb. 28 a—c). Bei Injektion von Adrenalin i.v. oder lokal ($1—3\,\gamma$) zeigte sich ein geringfügiger pO_2-Abfall (1—5 Torr).

Auch diese Reaktionen zeigen eine starke Abhängigkeit von der Nagellage im pO_2-Feld. Für die Aufstellung eines geschlossenen Programmes mit verschiedenen Reaktionen müssen diese deshalb bei verschiedenen pO_2-Ausgangswerten geprüft werden. Die Durchführung dieses Programmes scheiterte aber daran, daß die Patienten ungeduldig wurden, zumal zur Erreichung der notwendigen „steady state"-Bedingungen, kontrolliert am Verlauf der lokalen Muskeldurchblutung, mindestens 15—20 min notwendig sind. Es kam dann zu leichten, unwillkürlichen Muskelbewegungen, die schon ausreichten, die pO_2-Nadelelektroden unbrauchbar zu machen. Selbst eine erneute Hautanaesthesie konnte in diesen Fällen nicht weiter führen.

Eine Spontanrhythmik des Sauerstoffdruckes konnte in besonderen Fällen registriert werden. Es handelte sich dabei um Sauerstoffdruckschwankungen in der Größe von 1 Torr bei niedrigen Sauerstoffausgangsdruckwerten (1—10 Torr) mit einer Frequenz von 60—80/min.

B. Untersuchungen an Patienten mit Muskelerkrankungen

1. Vorbemerkungen

Die Muskelerkrankungen werden in zwei große Gruppen eingeteilt, die myogenen und die neurogenen Erkrankungen und jede dieser beiden Gruppen gliedert sich in eine ganze Reihe von Untergruppen.

Zur *ersten Gruppe* gehören sämtliche primär die Muskelfaser betreffenden Erkrankungen, also neben den genetisch bedingten Muskeldystrophien, auch sämtliche entzündliche, metabolisch und hormonell bedingten Myopathien.

Die zweite Gruppe, die *neurogenen Muskelerkrankungen*, auch Denervationsatrophien genannt, gliedern sich in zwei wichtige Untergruppen: *die spinalen Atrophien*, auch neurogen-nucleäre Atrophien genannt, also primäre Erkrankungen der motorischen Vorderhornzellen, und *die peripher-neurogenen Atrophien*, also primäre Erkrankungen des peripheren Nerven z. B. vom Typ der Polyneuritis.

Klinischer Untersuchungsbefund und Verlauf sind für die Beurteilung einer Muskelerkrankung von entscheidender Bedeutung. Auf einzelne charakteristische Untersuchungsbefunde wird später bei den einzelnen Untersuchungsprotokollen im Rahmen der Kasuistik eingegangen, es sei hier nur auf einige Autoren hingewiesen (ADAMS; BECKMANN; DENNY-BROWN; W. K. ENGEL; KUHN; PEARCE; SHY; THOMSON; WALTON; Handbuch der Inneren Medizin, 4. Aufl. 1953, Bd. V_{1-3}, dort auch ältere Literatur).

Der klinische Untersuchungsbefund wird durch folgende drei Untersuchungsmethoden ergänzt und erweitert: erstens die biochemische Untersuchung (Bestimmung der Serumfermentaktivitäten), zweitens die elektromyographische und neurographische Untersuchung (EMG und ENG) und drittens die Muskelbiopsie. Diese drei Methoden lassen sich auch im Rahmen der klinischen Routineuntersuchung durchführen und haben sich als sehr wertvoll erwiesen. Es soll deshalb kurz darauf eingegangen werden.

Die Untersuchung der **Serumfermentaktivitäten**, GOT, GPT, CPK, LDH und von Lactat und Pyruvat hat für die Abgrenzung der myogenen von den neurogenen Muskelerkrankungen eine große Bedeutung erlangt. Bei Myopathien, seien sie nun genetisch, entzündlich, metabolisch, hormonell oder immunologisch bedingt, findet sich in einer großen Zahl eine deutliche Steigerung der Fermentaktivitäten im Serum. Diagnostische Bedeutung kommt dabei besonders der Steigerung der CPK-Aktivität zu. Nach Muskelarbeit kommt es bei einer großen Zahl von Myopathikern zu einem noch höheren CPK-Verlust aus der Muskulatur, der 4—8 Stunden nach der Muskelbelastung sich in einem maximalen Anstieg der CPK-Aktivität im Serum darstellt (HEYCK u. LAUDAHN; PIRKE; THOMSON). Am ausgeprägtesten ist die Steigerung der CPK-Aktivität im Serum vor und nach Belastung bei Patienten mit dem malignen Beckengürteltyp der progressiven Muskeldystrophie (Typ Duchenne). Lactat- und Pyruvatsteigerungen im Serum finden sich bei Patienten mit Myopathien bei Glykogenstoffwechselstörungen.

Nucleär-neurogene Atrophien verlaufen gelegentlich unter dem klinischen Bilde einer Myopathie, weswegen diese Formen auch als pseudomyopathisch bezeichnet werden. Lediglich bei diesen nucleär-neurogenen Atrophien finden sich häufig leichte Steigerungen der CPK-Aktivität im Serum, die nach Muskelarbeit etwas deutlicher werden. Die übrigen neurogenen Atrophien zeigen keine Erhöhung der Serumfermentaktivitäten (DREYFUS u. SHAPIRA; OKINAKA; SIBLEY u. LEHNINGER; PEARCE; DENNY-BROWN; MCARDLE; LARSSON u. Mitarb.; HEYCK; LAUDAHN; BECKMANN; ERBSLÖH; RICHTERICH; PETTE; PIRKE).

Myogene und neurogene Paresen und Muskelatrophien lassen sich mit Hilfe der **elektromyographischen und neurographischen Untersuchung** (EMG und ENG) differenzieren. In einem gesunden Muskel ist während vollständiger Entspannung sog. „elektrische Stille" vorhanden, d. h., es läßt sich hier weder mit Haut- noch mit Nadelelektroden eine pathologische Spontanaktivität ableiten. Bei max. Willküraktivität erfolgt die Entladung der motorischen Einheiten (Einzelpotentiale) in Form eines sog. „Interferenzmusters". Durch ganz vorsichtig dosierte Willküraktivität lassen sich Entladungen einzelner motorischer Einheiten voneinander abgrenzen (Einzelpotentiale), und diese sind nach Dauer, Phasenzahl und Amplitude charakterisiert (BUCHTHAL u. Mitarb.; KUGELBERG).

Bei den *Myopathien* kommt vereinzelt Spontanaktivität (Fibrillationspotentiale und biphasische positiv beginnende Potentiale, Burstentladungen konstanter Frequenz) vor, die Einzelpotentiale sind aufgesplittert, verkürzt und zeigen eine Amplitudenminderung. Das Entladungsmuster bei verschiedenen Graden der Willküraktivität zeigt eine erhöhte Entladungsfrequenz dieser aufgesplitterten und amplitudengeminderten Einzelpotentiale. Bei maximaler Willküraktivität findet sich ein sehr dichtes, sog. „myopathisches" Entladungsmuster mit einer deutlichen Amplitudenabnahme während der Willküraktivität als Ausdruck gesteigerter Ermüdbarkeit des Muskels.

Die *neurogenen Muskelerkrankungen* sind elektromyographisch durch eine pathologische Spontanaktivität in Form von positiven „sharp waves", positiven und biphasischen Denervationspotentialen, Burstentladungen konstanter Frequenz und zum Teil auch Fascikulationspotentialen gekennzeichnet. Diese zeichnen sich bei den nucleär-neurogenen Erkrankungen durch eine niedrige Entladungsfrequenz aus (20—30/min). Die Einzelpotentiale zeigen vermehrte Polyphasien, bei den nucleär-neurogenen Atrophien sind sie verlängert und amplitudenüberhöht. Das Entladungsmuster bei maximaler Willküraktivität ist amplitudenüberhöht, die ausgefallenen motorischen Einheiten sind ausgespart, es ist also rarefiziert. Das Territorium der motorischen Einheiten ist bei den nucleär-neurogenen Atrophien vergrößert. Bei den pseudomyopathischen Formen der nucleär-neurogenen Atrophien finden sich ebenfalls wie bei den Myopathien aufgesplitterte, verkürzte und amplitudengeminderte Einzelpotentiale neben einem rarefizierten Entladungsmuster und Denervationsaktivität (ausführliche Literatur s. BUCHTHAL u. Mitarb.; KUGELBERG).

Die Bestimmung der maximalen *motorischen Nervenleitungsgeschwindigkeiten* (ENG) ergibt bei peripher *neurogenen* Erkrankungen, die mit einer Markscheidenschädigung einhergehen, eine mehr oder minder ausgeprägte Verlängerung. Diese betrifft bei Erkrankungen vom Typ der Polyneuritis entweder alle Nerven oder auch nur die der unteren Extremitäten. Oft sind auch nur die distalen Latenzzeiten verlängert. Die Reizantwortpotentiale aus der entsprechenden distalen Muskulatur sind häufig aufgesplittert. Liegt eine traumatische Schädigung im Verlauf eines gemischtmotorischen Nerven vor, so läßt sich mit dieser Methode der Ort der Schädigung lokalisieren (zusammenfassende Literatur s. DOBBELSTEIN u. STRUPPLER; HOPF; KAESER).

Muskelbioptisch lassen sich sowohl bei myogenen als auch bei neurogenen Erkrankungen unter Verwendung besonderer Fixierungs- und Färbeverfahren typische Befunde erheben (K. ENGEL; SHY; WOHLFART; ERBSLÖH; MUMENTHALER; WOHLFART). Eine weitere Differenzierung ist mit histochemischen Untersuchungsmethoden möglich, insbesonders mit Hinblick auf die verschiedenen Fasertypen (BOURNE; ENGEL; MITTELBACH).

Die *Myopathien* zeigen eine regellose Atrophie mit abgerundeten Muskelzellen, Myolysen, Myonekrosen, aktivierten Kernen und z. T. auch ausgeprägten Plasmazellinfiltrationen. Die Kerne sind häufig mittelständig.

Bei *neurogenen Atrophien* sind dagegen die atrophischen Muskelfasern, die im Querschnitt häufig sichelförmig erscheinen, vorwiegend im Bereich der motorischen Einheiten angeordnet und in der Umgebung finden sich häufig hypertrophierte Fasern. Aber auch hier werden Myolysen und Myonekrosen beobachtet.

Die hier gegebene Charakterisierung elektromyographischer und muskelbioptischer Befunde kann notwendigerweise nur eine sehr grobe sein. Entsprechend den funktionell-physiologischen Veränderungen im Ablauf myogener oder neurogener Atrophien sind die Befunde im einzelnen Fall sehr unterschiedlich. Auf Einzelheiten wird deshalb bei den einzelnen Untersuchungsprotokollen im Rahmen der Kasuistik eingegangen.

2. Untersuchungen an Patienten mit Myopathien

Prot. Nr. 19. S., H. w. geb. 24. 5. 32.

Diagnose: Atypische proximale Myopathie (familiär) bei Glykogenose.

Vorgeschichte und Klinik: Die Patientin, von der zwei Schwestern im Alter zwischen 20 und 30 Jahren an „Muskelschwund" verstarben, war bis zum 13. Lebensjahr gewiß körperlich sehr leistungsfähig (Vorturnerin). Mit 20 Jahren fiel erstmalig nach körperlicher Anstrengung ein tapsiger Gang auf. Mit 23—25 Jahren fuhr sie täglich noch ca. 15 km mit dem Fahrrad zum Arbeitsplatz, mit 26 Jahren konnte sie aber die Stufen zum Omnibus nur mit großer Mühe hochsteigen.

Klinisch fanden sich eine proximale Muskelatrophie und myogene Parese des Schultergürtels, der Rückenmuskulatur und des Beckengürtels, vor allen Dingen aber auch der Oberschenkelmuskulatur. Angedeutete Facies myopathica, auffällig auch die Verschmächtigung
der Mm. sternocleidomastoidei ohne nennenswerte Parese.

Biochemische Untersuchungen: Leichte Erhöhung der CPK im Serum vor und nach Belastung. Störung im Lactat- und Pyruvatstoffwechsel. Leichte Kreatinerhöhung ohne erhöhten Kreatin-Kreatininquotienten. Bei Muskelarbeit (110 W) steigt die CPK bis auf
6,73 mE/ml nach 2 Stunden an und beträgt nach 8 Stunden noch 6,04 mE/ml (obere Grenze
des Normwertes 1,0 mE/ml).

EMG. Generalisiert aber proximal betont finden sich verkürzte und aufgesplitterte
Einzelpotentiale. Bei maximal möglicher Willküraktivität ist ein sehr dichtes sog. myopathisches Entladungsmuster vorhanden. Stellenweise finden sich auch normale Einzelpotentiale mit einem Interferenzmuster bei Maximalaktivität. Spontanaktivität ist in Form
von positiven und und biphasischen Potentialen, z. T. aber auch in Form von sharp waves
vorhanden und aus dem M. quadriceps femoris können Spontanentladungen in Form von
Bursts mit konstanter Frequenz abgeleitet werden.

Beurteilung: Generalisierte herdförmig betonte myogene Erkrankung mit pathologischer
Spontanaktivität und Burst-Entladungen.

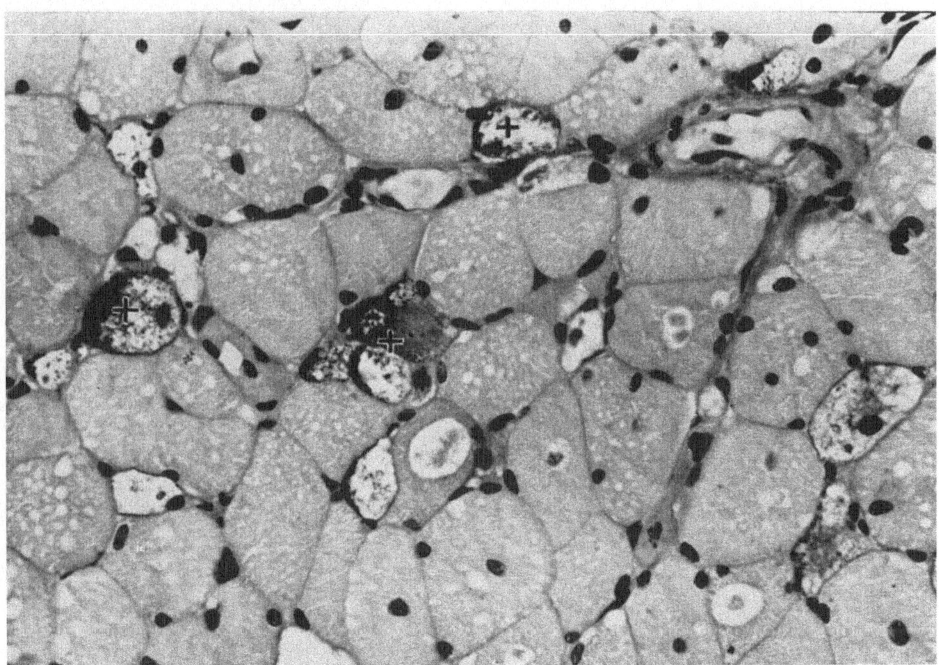

Abb. 29. Multiple, disseminierte Einzelfasernekrosen mit hämatoxylinpositiven Ausfällungen
(+) bei generalisierter, proximal betonter Myopathie infolge muskulärer Glykogenspeicher-
krankheit im Erwachsenenalter. Die übrigen Fasern zeigen lediglich eine feinvacuoläre Auf-
lockerung und zahlreiche zentrale Kerne. (H. van Gieson, Mikr.Verg. 160fach auf 24×36)

Muskelbioptischer Befund. Biopsie aus dem hochgradig atrophischen und paretischen
M. pectoralis li. und dem deutlich verschmächtigten und ebenfalls erheblich paretischen
M. quadriceps femoris li. (Abb. 29).

Ungewöhnliches Bild einer herdförmig betonten wabenförmigen Umwandlung. Die
Waben entstehen aus hochgradig vacuolisierten und nekrotischen Muskelfasern, bei denen
noch die äußere plasmatische Membran erhalten ist, die sich manchmal stark positiv mit
Hämatoxylinfarben darstellt. Außerdem finden sich hämatoxylinpositive Niederschläge.

Viele Muskelfasern sind auch im Sinne der Einzelfasernekrose verändert; dabei kommt es zu einer Verbreiterung der plasmatischen interfibrillären Zwischenräume, entweder am Rand oder disseminiert bis zur Entwicklung kleiner intracellulärer Bläschen, bei gleichzeitigem Auseinanderrücken der Myofibrillen, was sich besonders schön in den Längsschnitten zeigt. Schließlich tritt eine Fibrillolyse und Fibrillonekrose ein. Die Kerne sind aktiviert, gehen aber später unter den Zeichen der Pyknose zugrunde. Es finden sich rot gefärbte Sarkoplasmaeinschlußkörperchen in vielen Muskelfasern besonders zentral. Elektronenoptisch (OKSCHE) konnte nachgewiesen werden, daß es sich bei den Ablagerungen um Glykogen handelt.

Beurteilung: Sarkoplasmaerkrankung der Muskelfasern mit sekundärer Fibrillolyse, Ablagerung von Speichersubstanzen, die zu einer vacuolären Degeneration führen. Vielfach auch Fasernekrosen. Beginnender bindegewebiger Umbau.

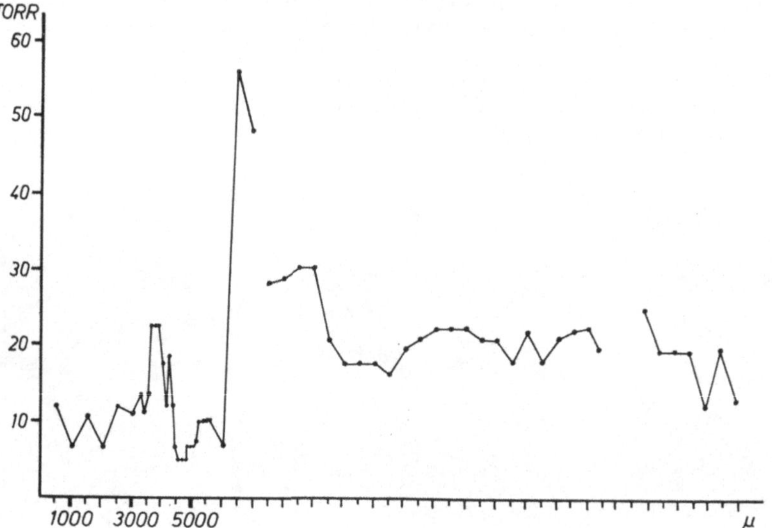

Abb. 30. Sauerstoffdruckänderungen in Abhängigkeit von der Meßpunktentfernung

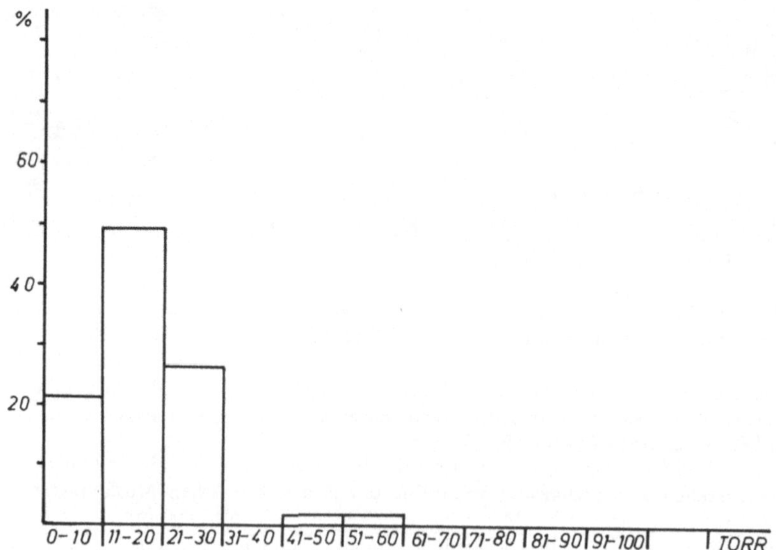

Abb. 31. Prozentuale, lineare Sauerstoffdruckverteilung. (61 Einzelmessungen)

pO$_2$-Feld (s. Abb. 30 u. 31). M. tib. ant. li.: Linksverschiebung der Häufigkeitsverteilung mit dem Maximum zwischen 11—20 Torr. Im Bereich von 0—20 Torr finden sich 70,5% der gemessenen Werte. Der mittlere pO$_2$ ist mit 16,3 Torr deutlich erniedrigt, die pO$_2$-Änderung von Meßpunkt zu Meßpunkt ist nur gering. In der logarithmischen pO$_2$-Verteilung findet sich eine steil verlaufende abgeknickte Gerade.

Beurteilung: Im Sauerstoffdruckfeld Hinweis auf eine Hypoxie mit starker Häufung der niedrigen pO$_2$-Werte und einem erniedrigten mittleren pO$_2$. In der logarithmischen pO$_2$-Verteilung keine Gerade.

Zusammenfassung: Atypische proximale familiäre Myopathie mit leichter Erhöhung der CPK, den Zeichen einer herdförmig betonten myogenen Erkrankung im EMG, die sich histologisch als Sarkoplasmaerkrankung der Muskelfasern mit sekundärer Fibrillolyse und mit Einlagerung von Speichersubstanzen, die zu einer vacuoären Degeneration führen, darstellt. Im Sauerstoffdruckfeld findet sich als Hinweis auf eine Hypoxie eine starke Häufung der lokalen Sauerstoffdruckwerte unter 20 Torr mit einem stark erniedrigten mittleren Sauerstoffdruck. Dieser Befund erklärt sich durch den morphologischen Befund und ergänzt diesen.

Prot. Nr. 20. L., W. m. geb. 26. 5. 29, Holzheim.

Diagnose: Polymyositis.

Vorgeschichte und Klinik: Vor 7 Jahren hat die Kraft allmählich in zunehmendem Maße nachgelassen. Vor 6 Jahren Schluckstörungen und Doppelbilder, weswegen das Krankheitsbild als Myasthenie aufgefaßt wurde. Keine eindeutige Besserung nach Behandlung mit Cholinesterasehemmern. Es fand sich eine Facies myopathica und eine besonders proximal an oberen und unteren Extremitäten nachweisbare schlaffe Parese bei abgeschwächten Eigenreflexen.

Biochemische Untersuchungen: s. Abb. 32.

EMG und ENG. Generalisiert in der proximalen und distalen Muskulatur der oberen und unteren Extremitäten finden sich verkürzte und amplitudengeminderte Potentiale. Bei der noch maximal möglichen Willküraktivität kommt es zu einem stark amplitudengeminderten Entladungsmuster mit erhöhter Entladungsfrequenz und deutlichem pseudomyasthenischem Effekt. Spontanaktivität ist in Form von kleinen biphasischen Potentialen herdförmig nachweisbar. Die Facialismuskulatur ist von der myogenen Schädigung ebenfalls betroffen.
Beurteilung: Generalisierte, auch das Facialisgebiet betreffende, ausgeprägte myogene Erkrankung.

Muskelbioptischer Befund. Biopsie aus dem M. deltoides re. und dem M. tib. ant. re: In beide Präparaten finden sich disseminiert Fasermyolysen mit aktivierten Kernen. Fleckförmige vom Interstitium ausgehende Vernarbung. Der Prozeß ist im ersten Präparat wesentlich akuter (Abb. 34).
Beurteilung: Chronische Polymyositis mit frischem Faseruntergang der allmählich in Vernarbung übergeht.

pO$_2$-Feld (s. Abb. 33). M. tib. ant. li.: Linksverschiebung der Häufigkeitsverteilung mit dem Maximum in der Gruppe von 0—10 Torr. Es werden dabei eine ganze Reihe von Werten um 1 Torr gemessen. Im Bereich von 0—20 Torr liegen 67,2% der gemessenen Werte. Der mittlere pO$_2$ ist mit 17,6 Torr deutlich erniedrigt. Die logarithmische pO$_2$-Verteilung zeigt einen bogenförmigen nach links offenen Verlauf.

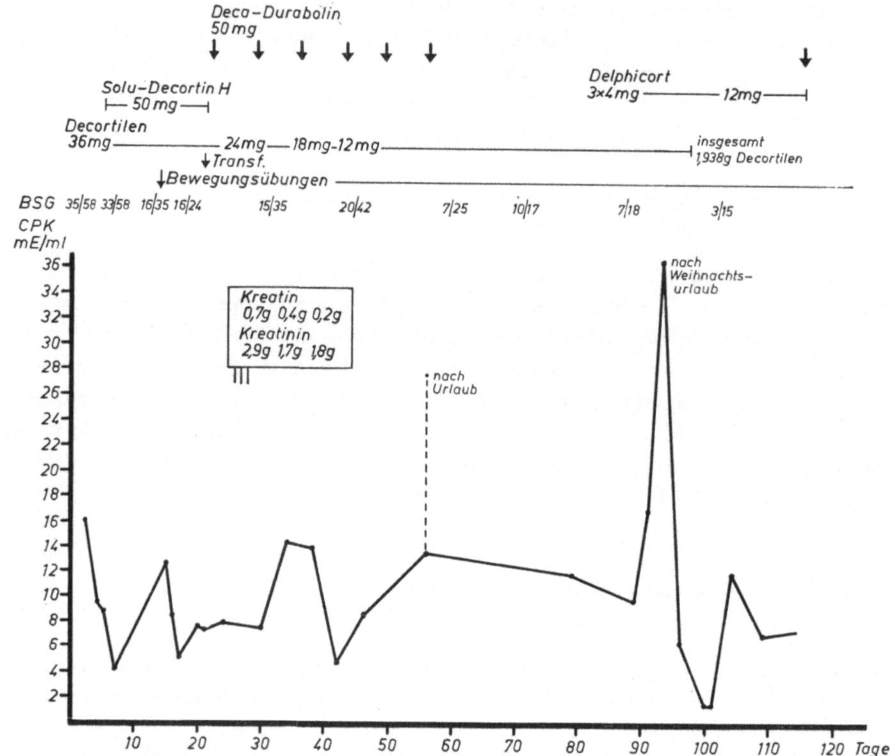

Abb. 32. Erhebliche CPK-Steigerung vor und nach Belastung bei Muskelfaserzerfall (obere Grenze des Normwertes für die CPK 1,5 mE/ml)

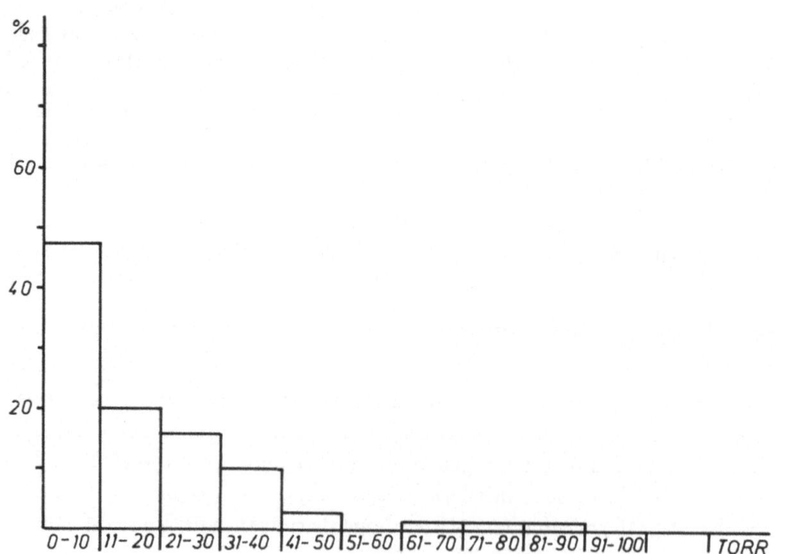

Abb. 33. Prozentuale, lineare Sauerstoffdruckverteilung. (70 Einzelmessungen)

Beurteilung: Im Sauerstoffdruckfeld Hinweis auf eine Hypoxie mit starker Häufung der pO_2-Werte unter 10 Torr und einem starken erniedrigten mittleren pO_2. In der logarithmischen Verteilung keine angenäherte Gerade.

Zusammenfassung: Chronische Polymyositis mit charakteristischem klinischem, elektromyographischem, muskelbioptischem Befund und einer starken CPK-Steigerung.

Im pO_2-Feld Zeichen für eine Hypoxie mit starker Vermehrung der lokalen pO_2-Werte unter 10 Torr und einem stark erniedrigten mittleren pO_2. Dieser Befund ergänzt den morphologischen Befund.

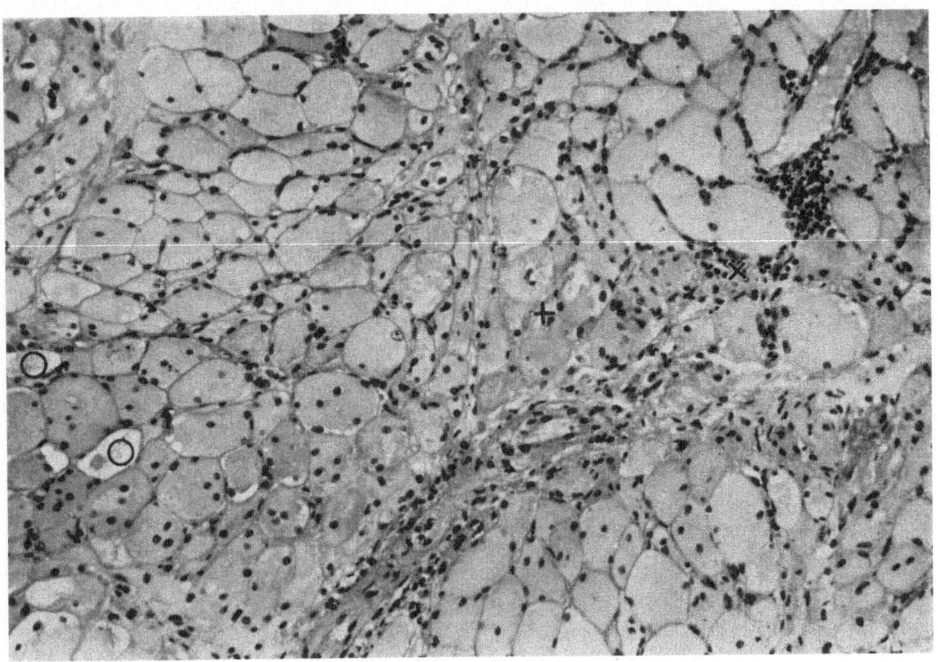

Abb. 34. Polymyositis mit konfluierenden Muskelnekrosen (+). Bei (○) Einzelfasernekrosen. Bei (×) perivenöses Infiltrat. (H. van Gieson, Mikr.Verg. 125fach auf 24×36)

Prot. Nr. 21. Sch., E. w. geb. 28. 4. 33.

Diagnose: Akute bis chronisch verlaufende Polymositis.

Vorgeschichte und Klinik: Seit einigen Jahren bemerkte die Patientin eine langsam zunehmende proximale Muskelschwäche besonders im Bereich des Schultergürtels. In letzter Zeit ist auch eine Schwäche im Beckengürtel dazugekommen. Es fand sich eine ausgeprägte proximale Muskelschwäche, wobei besonders die Mm. deltoides, biceps, triceps, die Schultermuskulatur, die Nackenmuskulatur und die Mm. sternocleidomastoidei betroffen sind. Eine leichtere Schwäche findet sich im Quadriceps femoris und im Ileopsoas. Schmetterlingsflügelartiges Hautexanthem im Gesicht, leichte Lidödeme, gelegentlich Schluckstörungen.

Biochemische Untersuchungen: Keine Erhöhung der CPK im Serum nach Muskelarbeit (150 W). Keine Erhöhung der übrigen Serumfermentaktivitäten.

EMG. Generalisiert finden sich in der proximalen und distalen Muskulatur der Extremitäten aufgesplitterte, verkürzte und amplitudengeminderte Potentiale neben unveränderten

Potentialen. An einzelnen Stellen Fibrillationspotentiale. Bei maximaler Willküraktivität dichtes amplitudengemindertes Entladungsmuster bis gemischtes Entladungsmuster mit deutlichem pseudomyasthenischem Effekt. Reizelektromyographisch läßt sich aber ein myasthenischer Block nicht nachweisen.

Beurteilung: Generalisierte, herdförmig betonte myogene Schädigung mit deutlichem pseudomyasthenischem Effekt.

Muskelbioptischer Befund. Biopsie aus dem M. quadriceps re.: ungleichmäßige Verkleinerung und erhebliche Zellkernvermehrung mit Auftreten zentraler aktivierter Kerne. Eine ausgesprochene Randbetonung der Veränderung findet sich nicht. Zahlreiche zentrale

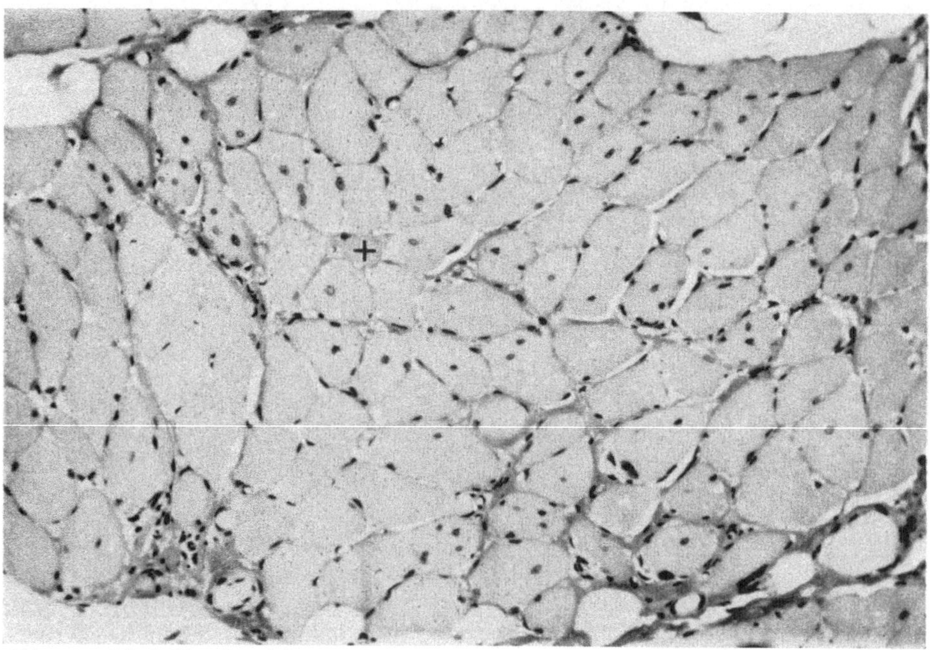

Abb. 35 a. Muskelfaserbündel mit schwerer Parenchymdegeneration und Einzelfasernekrosen (+) mit Kariolyse und Kernpyknose. Beachte die erhebliche Vermehrung der Muskelparenchymkerne besonders der zentralen Kerne. (H. van Gieson, Mikr.Verg. 125fach auf 24×36)

und periphere Fibrillolysen und z. T. auch Vacuolen. Stellenweise Bindegewebsvermehrung nach Art einer reaktiven Myosklerose. Die Gefäße sind bis auf eines, das endangiitische Veränderungen zeigt, unauffällig. An einer Stelle auch leichte perivasculäre Infiltration (Abb. 35 a u. 35 b).

Beurteilung: Parenchymatöse Polymyositis mit beginnenden Degenerationserscheinungen und beginnender interstitieller Sklerose als Ausdruck der Vernarbung. Kein läppchenförmiger Umbau.

pO₂-Feld (s. Abb. 36 u. 37). Linksverschiebung der Häufigkeitsverteilung mit nahezu gleicher Verteilung in den Gruppen 0—10 Torr (32,5%) und 11—20 Torr (34,9%). Im Bereich von 0—20 Torr finden sich demnach 67,4% aller gemessenen pO_2-Werte. Der mittlere pO_2 ist mit 24,6 Torr ebenfalls deutlich erniedrigt. Die pO_2-Änderung von Meßpunkt zu Meßpunkt ist stellenweise nur gering (unter 10 Torr), es finden sich aber auch Änderungen zwischen 50—80 Torr. Die logarithmische pO_2-Verteilung zeigt einen nahezu s-förmigen Verlauf.

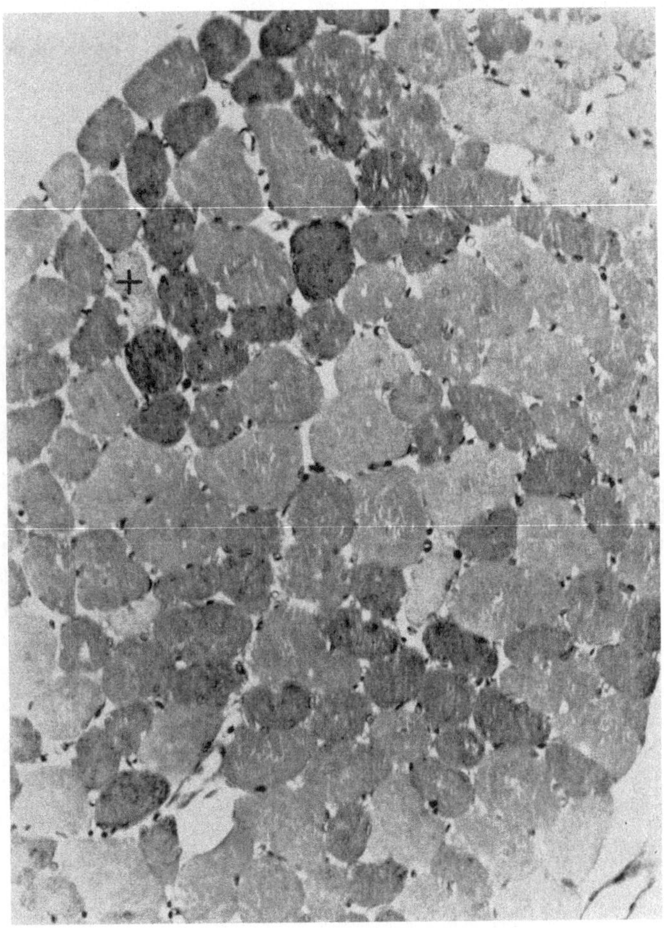

Abb. 35 b. Ausschnitt aus einem Muskelfaserbündel mit „red" und „white fibers" und zahlreichen zentralen Kernen. Bei (+) Einzelfasernekrose. Beachte die deutliche Capillardarstellung. (PAS-Reaktion, Gegenfärbung mit Eisenhämalaun. Mikr.Verg. 160fach auf 24×36)

Beurteilung: Im Sauerstoffdruckfeld Zeichen für eine Hypoxie mit starker Häufung der pO_2-Werte unter 20 Torr und einem deutlich erniedrigten mittleren pO_2. In der logarithmischen Verteilung keine angenäherte Gerade.

Zusammenfassung: Akute bis chronisch verlaufende Polymyositis mit typischem elektromyographischem und bioptischem Befund. Im pO_2-Feld Zeichen für eine Hypoxie mit Häufung der lokalen pO_2-Werte unter 20 Torr und einem deutlich erniedrigten mittleren pO_2. Dieser Befund ergänzt den morphologischen Befund.

Prot. Nr. 29 u. 30. B., F. w. geb. 4. 2. 43.

Diagnose: Primäre Myosklerose auf chronisch-entzündlicher Basis mit dystrophieähnlicher generalisierter proximal betonter atrophisierender Myopathie.

Vorgeschichte und Klinik: Die Patientin hat im Alter von 4 Jahren einen Wundscharlach durchgemacht, von wo noch ausgedehnte Vernarbungen am Thorax herrühren. Die jetzige

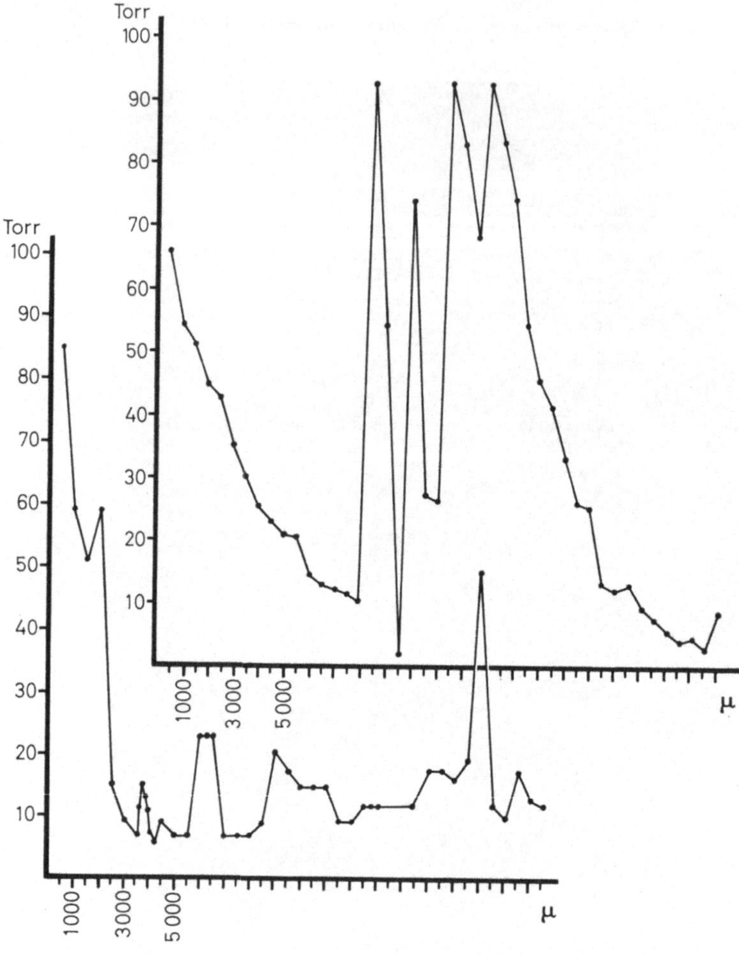

Abb. 36. Sauerstoffdruckänderungen in Abhängigkeit von der Meßpunktentfernung

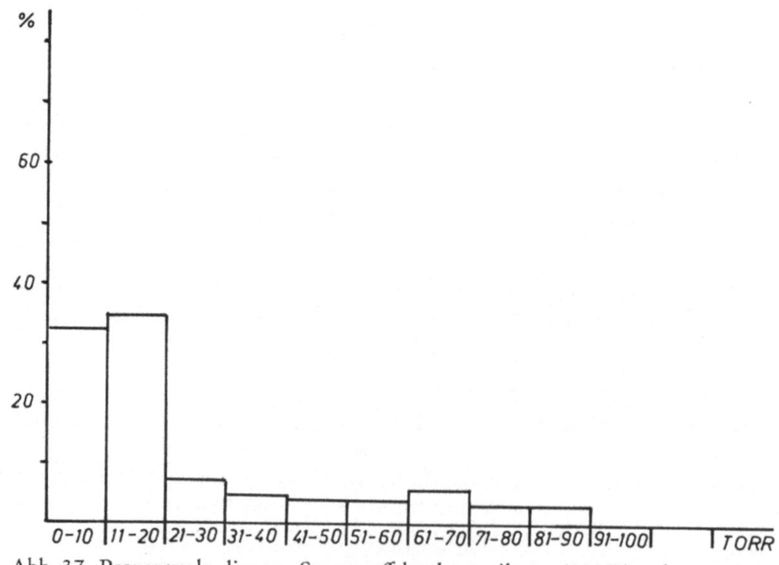

Abb. 37. Prozentuale, lineare Sauerstoffdruckverteilung. (123 Einzelmessungen)

Erkrankung fing vor 3 Jahren mit einer Extensorenschwäche an den Füßen an, dem dann bald eine Schwäche und Atrophie der Muskulatur des Schulter- und Beckengürtels folgte.

Es fand sich neben einer hochgradigen asymmetrischen Schultergürtelschwäche und Atrophie auch eine Beckengürtelschwäche und eine leichte Beteiligung der distalen Extremitätenanteile. Auch die Facialismuskulatur war im Sinne einer Facies myopathica mitbetroffen. Auffällig ist die klinisch intakte Pectoralismuskulatur.

Biochemische Untersuchungen: Leichter CPK-Anstieg nach Belastung vor Behandlung. Im Serum keine irregulären Antikörper gegen Erythrocyten, keine antinucleäre Faktoren, keine Antikörper gegen Muskelgewebe. Nach Muskelarbeit (120 W) steigt die CPK bis auf maximal 6,00 mE/ml nach 4 Stunden an (obere Grenze des Normwertes 1,0 mE/ml). Bei einer späteren Kontrolle nach klinischer Besserung kein CPK-Anstieg mehr nach Muskelarbeit (150 W).

EMG und ENG. Verkürzte, aufgesplitterte und amplitudengeminderte Einzelpotentiale mit einem sehr dichten Entladungsmuster bei maximaler Willküraktivität, das ebenfalls eine deutliche Amplitudenminderung zeigt. Spontanaktivität im Sinne von biphasischen Potentialen ist im Biceps humeri vorhanden. Bei Ableitungen jeweils an mehreren Stellen eines Muskels fallen stumme Zonen auf. An einzelnen Stellen gemischtes oder auch rarefiziertes Entladungsmuster.

Neurographie: Die motorische NLG beträgt für den N. peronaeus re. 58,0 m/sec, N. peronaeus li. 58,5 m/sec.

Beurteilung: Generalisierte herdförmige myogene Schädigung mit stummen Zonen ohne Verlängerung der motorischen NLG.

Muskelbioptischer Befund. 1. Biopsie aus dem M. pectoralis li.: kein Umbau. Auffällig sind die breiten hyalinen Interstitien. Im Parenchym einzelne frische Einzelfasernekrosen und auch Einzelfasermyolysen mit Kernaktivierung.

2. Biopsie aus dem M. tib. ant. re.: durchgehender hyaliner Umbau des Muskelgewebes, dabei lassen Spezialfärbungen noch die Grundstruktur der Muskelfaserbündel erkennen, die einzelnen Muskelfasern sind aber ersetzt durch hyalines Bindegewebe, zwischen das zahlreiche Capillaren und vereinzelt auch plasmacelluläre Infiltrate eingelagert sind. Capillar- und Gefäßsprossen zeigen im Zusammenhang mit den Plasmazellen-Infiltraten die entzündliche Natur des primär myosklerotischen Prozesses an. Auffällig die verschiedenen Formen der Muskelfaserdegeneration, die sich von normalen Einzelfasern über leichte Randdegeneration mit Kernaktivierung bis zu schweren Myolysen und Myonekrosen erstreckte (Abb. 38 a u. 38 b).

Beurteilung: Im M. pectoralis disseminierte Einzelfasermyolysen und -nekrosen. Merkwürdige primäre Hyalinose der interstitiellen Bindegewebssepten und des Perimysiums. Im M. tib. ant. hochgradiger Umbau über eine Vernarbung, die durch eine starke Capillarisierung und Gefäßsprossung gekennzeichnet ist. Zahlreiche Einzelfasernekrosen und -myolysen. Chronisch-entzündlicher, sklerosierender Prozeß.

pO$_2$-Feld (s. Abb. 39). Im klinisch, elektromyographisch und muskelbioptisch stark betroffenen M. tib. ant. li. findet sich eine Linksverschiebung der Häufigkeitsverteilung mit einem Maximum der gemessenen Werte in der Gruppe von 11—20 Torr. 50% sämtlicher gemessener lokaler pO$_2$-Werte liegen im Bereich von 0—20 Torr. Der mittlere pO$_2$ ist mit 26,8 Torr erniedrigt. Die logarithmische pO$_2$-Verteilung zeigt einen deutlichen Knick bei etwa 40 Torr.

Dagegen ist im M. ext. dig. comm. li., der in den übrigen Untersuchungen weniger stark betroffen ist, eine flache Häufigkeitsverteilung der pO$_2$-Werte von 11—110 Torr vorhanden mit einer Ausspaarung im Bereich von 41—60 Torr. Im Bereich von 0—20 Torr finden sich nur 3,64% der gemessenen Werte und der mittlere pO$_2$ ist mit 53,8 Torr erhöht. Angedeuteter s-förmiger Verlauf der logarithmischen pO$_2$-Verteilung.

Beurteilung: Im Sauerstoffdruckfeld des M. tib. ant., der auch sonst stark betroffen ist, Zeichen für eine Hypoxie mit Häufung der pO$_2$-Werte unter 20 Torr und er-

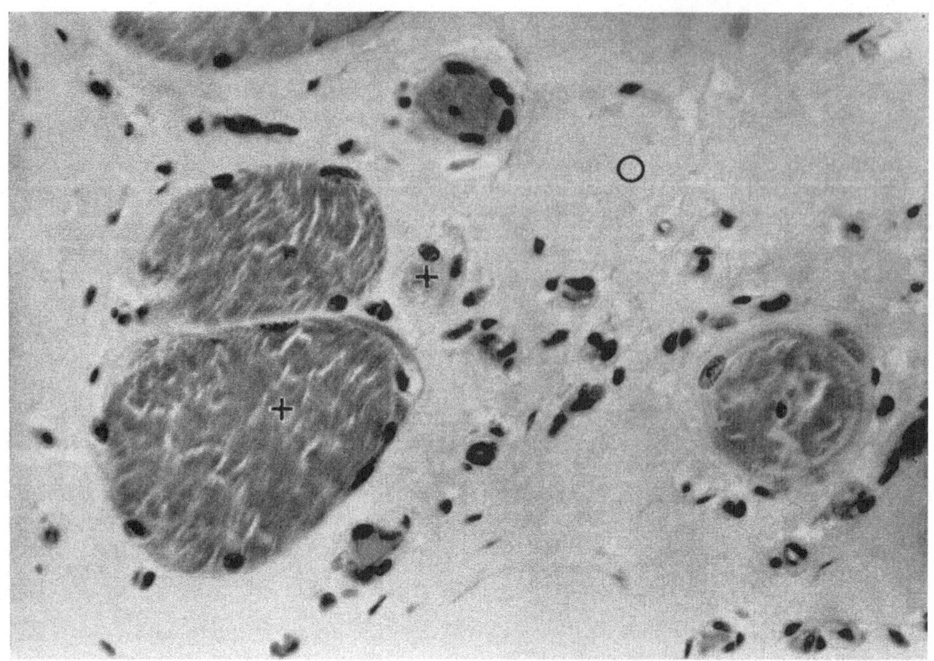

Abb. 38 a. Persistierende z. T. anpassungshypertrophische Einzelfaser bei chronischer Polymyositis (sog. primäre Myosklerose). Verschiedene Stadien der Muskelfaserdegeneration und Atrophie (+). Weitgehend homogenes gefäßarmes Bindegewebe (○). (H. van Gieson, Mikr.-Verg. 160fach auf 24×36)

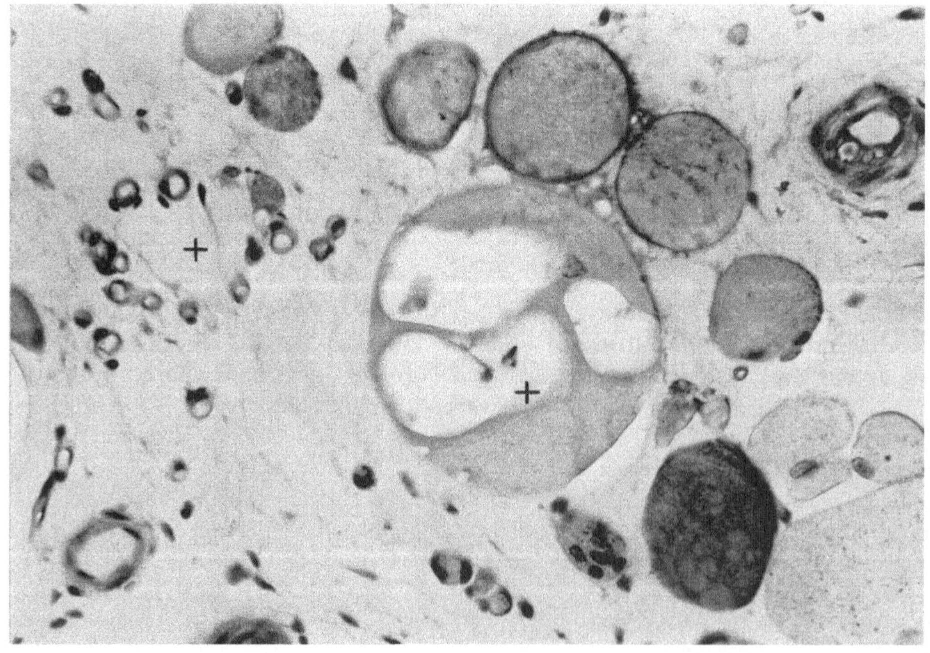

Abb. 38 b. Präparat wie 38 a. PAS-Färbung, welche die zahlreichen zusammengerückten Capillaren zur Darstellung bringt. Verschiedene Stadien der Muskelfaserdegeneration und Atrophie (+). Mikr.Verg. 160fach auf 24×36)

niedrigtem mittleren pO_2. In der logarithmischen Verteilung keine angenäherte Gerade. Dagegen ist im klinisch weniger betroffenen M. ext. dig. comm. eine insgesamt flache pO_2-Verteilung vorhanden bei erhöhtem mittleren pO_2. In der logarithmischen pO_2-Verteilung angenäherte s-Form.

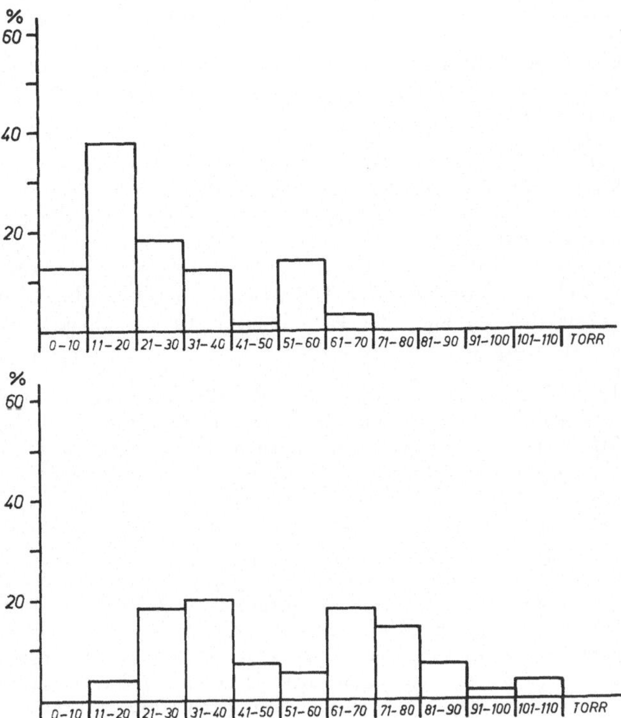

Abb. 39. Prozentuale, lineare Sauerstoffdruckverteilung im M. tib. ant. (obere Darstellung, 64 Einzelmessungen) und im M. ext. dig. comm. (untere Darstellung, 55 Einzelmessungen) bei derselben Patientin

Zusammenfassung: Primäre Myosklerose auf chronisch entzündlicher Basis mit einem leichten Anstieg der CPK bei Belastung, den Zeichen einer herdförmigen myogenen Schädigung im EMG und einem durch Einzelfasermyolysen und -nekrosen und hochgradigen Umbau bestimmten charakteristischen bioptischen Befund. Das pO_2-Feld weist im stark betroffenen M. tib. ant. die Zeichen einer Hypoxie mit einer ausgeprägten Linksverschiebung und mit erniedrigtem mittlerem pO_2, trotz bioptisch nachgewiesener zahlreicher Capillaren, auf. Der bioptische Befund ist aber darüber hinaus durch Einzelfasernekrosen und -myolysen gekennzeichnet, was den Befund im Sauerstoffdruckfeld im Zusammenhang mit den vorangehenden Untersuchungsprotokollen erklärt. Im klinisch weniger betroffenen M. ext. dig. comm. im Sauerstoffdruckfeld keine Zeichen für eine Hypoxie.

Prot. Nr. 31 u. 32. G., H. m. geb. 22. 12. 39, Atzenhain.

Diagnose: Dermatomyositis.

Vorgeschichte und Klinik: Beginn der Erkrankung November 1965 mit Schlappheits- und Müdigkeitsgefühl. Es kam zunächst zu einer Schwäche im Schultergürtel, dann in der

Unterschenkelmuskulatur. Dabei bestanden diffuse Muskelschmerzen, Gelenkschmerzen, eine fleckige Rötung im Gesicht und Schwellungen an den Fingern. BSG maximal 70/120 mm n. W. L. E.-Zellen Phänomen negativ.

Es bestanden neben generalisierten Muskelschmerzen, einem schmetterlingsförmigem Exanthem im Gesicht, Paresen im Schultergürtel und an den Armen bds. und an den unteren Extremitäten proximal und distal, links etwas stärker als rechts.

Biochemische Untersuchungen: Kein Anhalt für Muskelfaserzerfall mit CPK-Steigerung. Auch nach Muskelarbeit (120 W) kommt es nicht zu einem CPK-Anstieg. Leichte passagere Erhöhung der GOT und GPT.

EMG und ENG. Aufgesplitterte, verkürzte und amplitudengeminderte Einzelpotentiale. Bei maximaler Willküraktivität kommt es zu einem dichten, sog. myopathischen Entladungsmuster. An einzelnen Stellen Spontanaktivität in Form von kleinen biphasischen Potentialen. Einzelne Fibrillationspotentiale.

Neurographie: Die motorische NLG beträgt für den N. medianus re. 52,5 m/sec, N. medianus li. 54,0 m/sec, N. peronaeus re. 49,2 m/sec, N. peronaeus li. 47,5 m/sec.

Beurteilung: Generalisierte, auch die Facialismuskulatur betreffende myogene Erkrankung ohne Verlängerung der motorischen NLG.

Muskelbioptischer Befund. 1. Biopsie aus dem M. triceps re.: Unter einem breiten Streifen hyalinen Bindegewebes findet sich eine Randzone mit unregelmäßig verkleinerten Zellen mit starker Kernaktivierung und aufgeblähten Kernen, die überwiegend zentral liegen. Auffällig die Fibrillolysen und unregelmäßigen Myolysen, sowie Einzelfasernekrosen. Der Aufbau des Muskelgewebes bleibt voll erhalten und zeigt nur stellenweise eine leichte interstitielle Fibrosierung. Nur vereinzelt entzündlich-produktive Aktivierung der kleinen Gefäße.

2. Biopsie aus dem M. tib. ant. re., die nach Behandlung und nach der Ausmessung des pO_2-Feldes erfolgt ist: Der Prozeß ist weiter fortgeschritten. Vom Randgebiet ausgehende stärkere Fasermyolysen und nur im Randgebiet auch Gerinnungsvorgänge der Fibrillen. Die betroffenen Einzelfasern sind umgeben von einem Netz fibrotischen Bindegewebes. Besonders auffällig die noch weiter hervortretende Kernaktivierung mit Regenerationsansätzen. Die Plasmazellen verbreiten sich auch über das eigentliche perivenöse Infiltrat noch weiter in die Umgebung aus und zeigen Eiweißausfällung.

Beurteilung: Chronische Polymyositis mit Fibrillolyse und beginnender Vernarbung bei Dermatomyositis. Die ungleichmäßige Parenchymdegeneration führt nur an einzelnen Stellen, insbesondere im Bereich der oberflächlichsten Muskelfasern der einzelnen Muskelbündel zu Partialnekrosen der Muskelfasern. Dabei bleiben aber die Zellmembran und der Zellkern immer intakt.

pO_2-Feld (s. Abb. 40). Im klinisch stark betroffenen M. tib. ant. li. findet sich eine starke Verschiebung der Sauerstoffdruckverteilung zu den niedrigen Werten hin. Dabei sind 51,6% der gemessenen Werte in der Gruppe 0—10 Torr und 28,1% der gemessenen Werte in der Gruppe 11—20 Torr enthalten (0—20 Torr insgesamt 79,7%). Der mittlere pO_2 ist mit 14,5 Torr stark erniedrigt. Die Sauerstoffdruckänderung von Meßpunkt zu Meßpunkt ist gering und liegt bei bzw. unter 10 Torr. Angedeuteter s-förmiger Verlauf der logarithmischen pO_2-Verteilung.

Im klinisch nur geringfügig betroffenen M. ext. dig. comm. li. nahezu normale Häufigkeitsverteilung mit einem Maximum bei 11—30 Torr. In den Gruppen 0—20 Torr finden sich 12,2% der gemessenen Werte und auch der mittlere pO_2 liegt mit 40,6 Torr noch im Normbereich. In der logarithmischen pO_2-Verteilung ergibt sich eine angenäherte Gerade.

Beurteilung: Im pO_2-Feld des klinisch stark betroffenen M. tib. ant. li. Zeichen für eine Hypoxie mit starker Linksverschiebung der Häufigkeitsverteilung, stark erniedrigtem mittleren pO_2 und angedeutetem s-förmigem Verlauf der logarithmischen pO_2-Verteilung.

Im klinisch nur gering betroffenen M. ext. dig. comm. normale pO_2-Verteilung im Sauerstoffdruckfeld und normaler mittlerer pO_2.

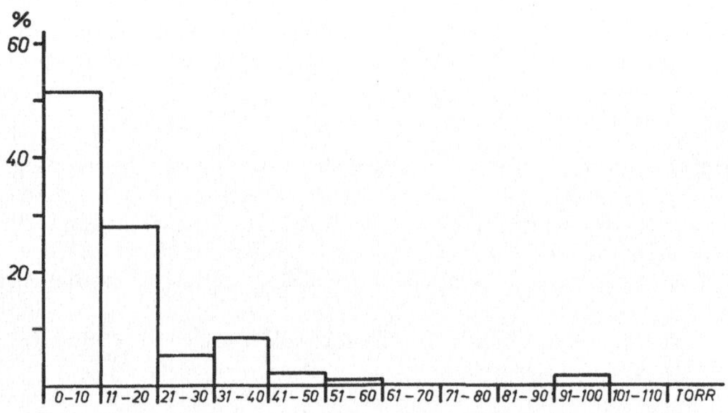

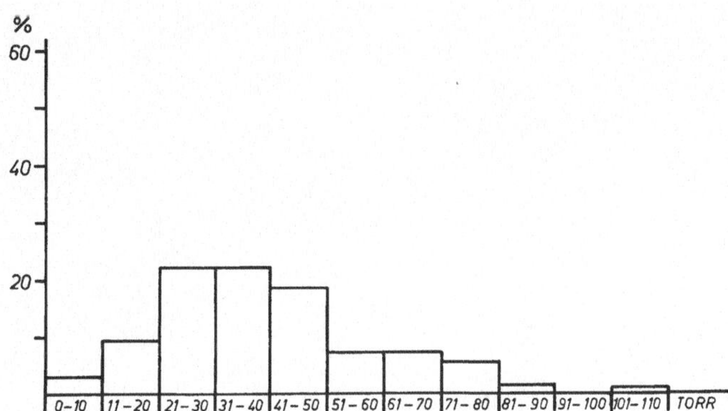

Abb. 40. Prozentuale, lineare Sauerstoffdruckverteilung im M. tib. ant. (obere Darstellung 128 Einzelmessungen) und des M. ext. dig. comm. (untere Darstellung 106 Einzelmessungen) bei demselben Patienten

---

Prot. Nr. 41. Schm., W. m. geb. 19. 8. 51, Lich, Hessen.

Diagnose: Progressive Muskeldystrophie vom Beckengürteltyp (Duchenne).

Vorgeschichte und Klinik: In der Familie des Pat. hatten 4 Brüder der Großmutter mütterlicherseits eine ähnliche Muskelerkrankung, über die aber Einzelheiten nicht bekannt sind. Der Pat. hat eine unauffällige Kindheitsentwicklung durchgemacht und konnte angeblich noch mit 9 oder 10 Jahren an Jugend- und Sportwettkämpfen teilnehmen. Dann fiel eine Schwäche im Beckengürtel auf, er konnte nur mit Mühe Treppen steigen und mußte sich dabei am Geländer hochziehen. Im Alter von 13 Jahren konnte er nicht mehr ohne Zuhilfenahme der Arme von dem Stuhl aufstehen. Vor einem halben Jahr fiel erstmals auf, daß er nach längerem Laufen mit den Knien einknickte.

Im Schultergürtelbereich finden sich ausgedehnte Muskelatrophien ohne Fascikulation. Die Schulterblätter zeigen eine leichte Flügelstellung, die Oberarme sind ebenfalls atrophisch. Außerdem sind ausgedehnte Atrophien im Beckengürtelbereich vorhanden mit Oberschenkelatrophien. An den Unterschenkeln finden sich Gnomenwaden. Es besteht eine leichte Schwäche der Fuß- und Zehenextensoren und der langen Rückenmuskulatur. Beim Gehen wird der Oberkörper nach hinten gebeugt und das Becken nach vorne geschoben.

Biochemische Untersuchungen: Myolytischer Muskelfaserzerfall mit CPK-Steigerung nach Belastung bei erhöhten Ausgangswerten. Nach Muskelarbeit (150 W) kommt es 4 Stunden später zu einem CPK-Anstieg auf 30,3 mE/ml bei einem Ausgangswert vor Muskelarbeit von 10,7 mE/ml (obere Grenze des Normwertes 1,0 mE/ml). Deutliche Erhöhung von GOT und GPT, leichtere von LDH im Serum.

EMG. Generalisiert finden sich in der Muskulatur verkürzte und amplitudengeminderte Potentiale bei einem sehr dichten Entladungsmuster. Spontanaktivität in Form von positiven oder biphasischen Potentialen ist nicht vorhanden.

Beurteilung: Generalisierte myogene Erkrankung.

Muskelbioptischer Befund. Biopsie aus dem M. tib. ant. re.: Abrundung der einzelnen Muskelfasern, die zu neuen Pseudoläppchen zusammengelagert erscheinen. Sehr breite Streuung im Muskelfaserdurchmesser mit einem gewissen sklerotischen Umbau. Einzelfasermyolysen. Das Zustandekommen des läppchenförmigen Umbaus läßt sich in diesem Präparat gut verfolgen: einzelne Muskelfasern lösen sich auf, stärkere celluläre Abräumreaktion, schließlich Ersatz durch Bindegewebe.

Beurteilung: Progressive Muskeldystrophie mit sklerotischem läppchenförmigem Umbau auf dem Boden einer Muskelfaserdegeneration.

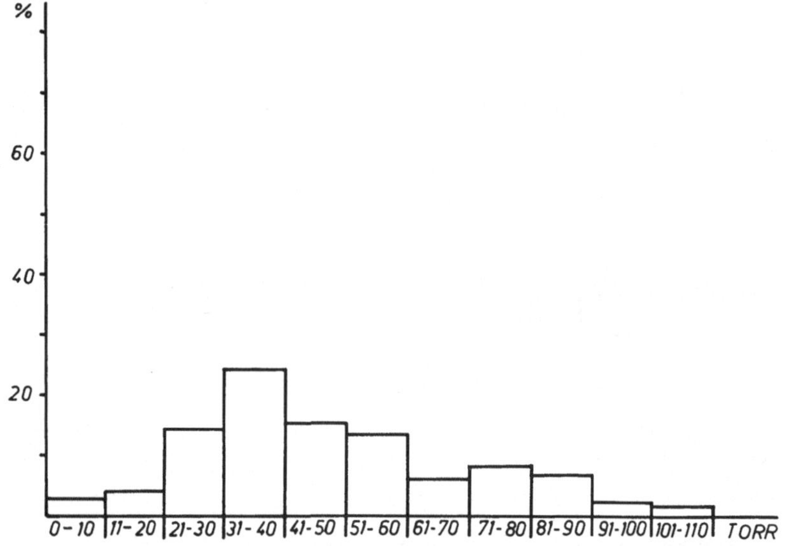

Abb. 41. Prozentuale, lineare Sauerstoffdruckverteilung. (221 Einzelmessungen)

pO$_2$-Feld (s. Abb. 41). M. tib. ant. li.: Keine wesentliche Abweichung von der physiologischen Sauerstoffdruckverteilung im pO$_2$-Feld. Im Bereich von 0—20 Torr finden sich 6,8% aller gemessenen pO$_2$-Werte. Der mit 47,8 Torr leicht erhöhte mittlere pO$_2$ und die starke pO$_2$-Änderung von Meßpunkt zu Meßpunkt (z. T. im 100 µ-Abstand) weisen auf eine starke Capillarisierung hin. Mit der Doppelnadelelektrode werden im Abstand von etwa 60 µ vorwiegend gleichsinnige pO$_2$-Änderungen von Meßpunkt zu Meßpunkt registriert. In der logarithmischen pO$_2$-Verteilung findet sich eine angenäherte Gerade.

Beurteilung: Physiologische Sauerstoffdruckverteilung im pO$_2$-Feld bei leicht erhöhtem mittlerem pO$_2$ und starker pO$_2$-Änderung von Meßpunkt zu Meßpunkt. In der logarithmischen pO$_2$-Verteilung angenäherte Gerade.

Zusammenfassung: Progressive Muskeldystrophie (Erb-Duchenne) mit Muskelfaserzerfall mit CPK-Steigerung, mit charakteristischem elektromyographischem und bioptischem Befund. Im pO_2-Feld etwa physiologische Verteilung der lokalen Sauerstoffdruckwerte. Leicht erhöhter mittlerer pO_2 und bei der Ausmessung des Feldes starke pO_2-Änderungen von Meßpunkt zu Meßpunkt, was im Zusammenhang mit dem histologisch nachgewiesenen Umbau auf eine ausgeprägte Capillarisierung schließen läßt.

Prot. Nr. 51. Sch., R. geb. 7. 8. 33, Bad Königswarth.

Diagnose: Progressive Muskeldystrophie vom autosomal recessiven Beckengürteltyp.

Vorgeschichte und Klinik: Im Alter von 34 Jahren fiel erstmals eine Schwäche in den unteren Extremitäten auf, besonders proximal und hier im Quadriceps. Bald darauf kam es auch zu einer Schwäche im Bereich des Schultergürtels.

Etwa ein Jahr nach dem Auftreten der ersten Beschwerden fand sich eine deutliche, rechts etwas stärkere Parese der Beckengürtelmuskulatur und Oberschenkelmuskulatur, die eine deutliche Atrophie im Bereich des Quadriceps, rechts mehr als links, zeigte. Außerdem war eine Parese und leichtere, rechts etwas stärkere, Atrophie der Schultergürtel- und Oberarmmuskulatur, hier besonders den Biceps betreffend, vorhanden. Im Vergleich zur proximalen Muskulatur war die Wadenmuskulatur hypertrophisch. Es fand sich eine latente Parese der Fuß- und Zehenheber bds. ohne wesentliche Muskelatrophie in diesem Bereich. Infolge der Beckengürtelschwäche typischer, schiebender und hyperlordosierender Gang.

Biochemische Untersuchungen: Nach Muskelarbeit steigt die CPK im Serum 4—6 Stunden später auf maximal 4,2 mE/ml an, nachdem sie vor der Muskelarbeit unter Ruhebedingungen mit 0,64 mE/ml im Normbereich lag. Die GOT im Serum war mit 20,2 mE/ml leicht erhöht.

EMG und ENG: In der proximalen und distalen Muskulatur der oberen und unteren Extremitäten, besonders ausgeprägt aber im Quadriceps, Biceps brachii und Deltoides finden sich verkürzte, aufgesplitterte und amplitudengeminderte Einzelpotentiale. Bei der maximal möglichen Willkürkontraktion kommt es aus den verschiedenen Muskelgruppen und auch aus der Facialismuskulatur zu einem sehr dichten und amplitudengeminderten Entladungsmuster der motorischen Einheiten. In der schwerer betroffenen proximalen Muskulatur findet sich Spontanaktivität in Form von Burstentladungen konstanter Frequenz (sog. pseudomytonische Burstentladungen). Spontanaktivität in Form von positiven sharp waves ist nicht vorhanden. Auch im klinisch nur latent betroffenen Tibialis anterior ist ein ausgeprägt myopathischer Befund nachzuweisen.

Neurographie: Die motorische NLG für den N. peronäus re. errechnet sich zu 49,0 m/sec, für den N. medianus beträgt sie im Abschnitt zwischen Ellenbogen und Handgelenk 54,5 m/sec.

Beurteilung: Generalisierter auch das Facialisgebiet einschließender myopathischer Befund mit Burstaktivität in der proximalen Muskulatur. Motorische NLG im Rahmen der Norm.

Muskelbioptischer Befund. M. tibialis ant. re.: Deutlich abgerundete Muskelfasern im Querschnitt bei sehr breiter Streuung der Muskelfaserdurchmesser. Vermehrt zentrale Kerne. Beginnender sklerotischer Umbau und Pseudoläppchenbildung. Einzelne Einzelfasermyolysen.

Beurteilung: Progressive Muskeldystrophie mit beginnendem Umbau auf dem Boden einer Muskelfaserdegeneration.

pO_2-Feld (s. Abb. 42). Es findet sich im Sauerstoffdruckfeld eine Verschiebung zu den niedrigen Werten hin. Das Maximum aller gemessenen Werte ist in der Gruppe zwischen 0—10 Torr enthalten. In die Gruppen zwischen 0—20 Torr sind 56,8% aller gemessenen Werte einzuordnen. Der mittlere pO_2 ist mit 20,6 Torr deutlich erniedrigt. Die Sauerstoffdruckänderungen im 100 μ-Abstand sind deutlich geringer als im gesunden Muskel und betragen zum Teil nur 1—5 Torr.

Beurteilung: Lokale Hypoxie im Sauerstoffdruckfeld mit Verschiebung der Verteilung der Einzelmeßwerte zu den niedrigen Werten hin und einem erniedrigten mittleren pO_2.

Zusammenfassung: Progressive Muskeldystrophie vom autosomal rezessiven Beckengürteltyp mit Paresen auch im Schultergürtelbereich und einer latenten Parese der Fuß- und Zehenheber. Elektromyographisch generalisierter myopathischer Befund, muskelbioptisch typische Veränderungen für eine Muskeldystrophie, nach Muskelarbeit leichter Anstieg der CPK im Serum als Ausdruck des myolytischen Muskelzerfalls.

Im Sauerstoffdruckfeld des klinisch nur latent von der Parese betroffenen Tibialis anterior finden sich die Zeichen einer lokalen Hypoxie.

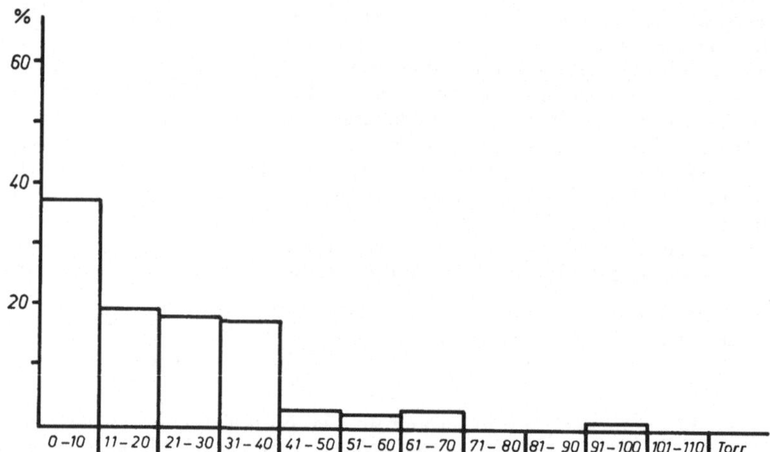

Abb. 42. Prozentuale, lineare Sauerstoffdruckverteilung. (139 Einzelmessungen)

Prot. Nr. 48. K., K. geb. 14. 3. 44, Essen.

Diagnose: Progressive Muskeldystrophie vom dominant erblichen Gliedergürteltyp im fortgeschrittenen Stadium.

Vorgeschichte und Klinik: Erste Erscheinungen der Muskelschwäche traten im Alter von etwa 6 Jahren an Oberarmen und Oberschenkeln mit einer bald dazu tretenden Muskelatrophie in diesem Bereich auf. Zu einer stärkeren Verschlimmerung kam es im Alter von etwa 14 Jahren. Sowohl eine ältere Schwester als auch ein jüngerer Bruder leiden an der gleichen Erkrankung.

Es fand sich proximal an oberen und unteren Extremitäten und im Schulter- und Beckengürtel eine ganz hochgradige Muskelparese und Muskelatrophie, während distal an oberen und unteren Extremitäten die Muskulatur noch relativ besser erhalten war. Die Gesichtsmuskulatur war ebenfalls im Sinne einer Facies myopathica mitbetroffen.

Biochemische Untersuchungen: Nach Muskelarbeit Anstieg der CPK im Serum nach 6 Stunden auf 1,95 mE/ml. 24 Stunden später ist die CPK wieder auf den im Normalbereich liegenden Ausgangswert von 0,95 mE/ml abgefallen.

EMG und ENG. In der proximalen und distalen Muskulatur der oberen und unteren Extremitäten finden sich verkürzte, aufgesplitterte und amplitudengeminderte Potentiale einzelner motorischer Einheiten. Im Biceps brachii und in den verschiedenen Anteilen des Quadriceps ist auch Spontanaktivität in Form von Burstentladungen konstanter Frequenz (sog. pseudomyotone Bursts) nachzuweisen. Spontanaktivität in Form von positiven Potentialen oder in Form von positiven sharp waves ist nicht vorhanden. In der gesamten Muskulatur, auch in der Facialismuskulatur kommt es bei maximal möglicher Willkürkontraktion zu einem deutlich amplitudengeminderten Entladungsmuster mit deutlich erhöhter Entladungsfrequenz.

Neurographie: Die motorische NLG für den N. peronäus re. beträgt 49,3 m/sec, für den N. peronäus li. 53,2 m/sec.

Beurteilung: Ausgeprägter generalisierter, auch das Facialisgebiet betreffender myopathischer Befund. Burstaktivität in der klinisch schwerer betroffenen proximalen Muskulatur. NLG im Rahmen der Norm.

Muskelbioptischer Befund. M. tibialis ant. li.: Hochgradiger Umbau der Muskelfasern mit Faserquerschnitten verschiedener Größe. Ein Teil der Muskelfasern ist atrophisch. Lipomatös-sklerotischer Umbau und disseminierte Einzelfasernekrosen. In den besser er-

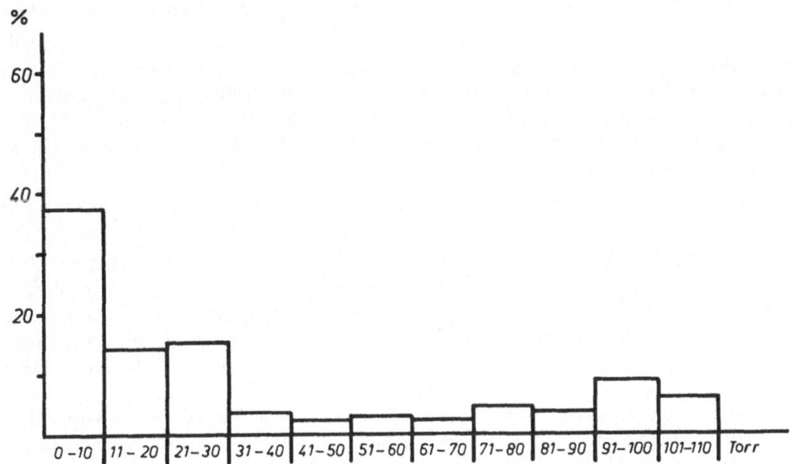

Abb. 43. Prozentuale, lineare Sauerstoffdruckverteilung. (195 Einzelmessungen)

haltenen Fasern Aktivierung der Kerne. Zahlreiche Capillaren in den umgebauten Gewebebezirken und auch im Bereich atrophischer Muskelfasern.

Beurteilung: Progressive Muskeldystrophie mit ausgeprägtem sklerotischen, läppchenförmigem Umbau.

pO$_2$-Feld (s. Abb. 43). M. tib. ant. re: Im Sauerstoffdruckfeld zeigt sich eine Verschiebung der Häufigkeitsverteilung der lokalen Sauerstoffdruckwerte zu den niedrigen Werten hin. Das Maximum der gemessenen Werte findet sich in der Gruppe von 0—10 Torr, und in den Gruppen von 0—20 Torr sind 51,8% aller gemessenen Werte enthalten. Es wurden oberhalb 80 Torr aber mehr Werte als im gesunden Muskel gemessen, vielleicht als Folge des lipomatös-sklerotischen Umbaus des Muskels, in dem sich muskelbioptisch stehengebliebene Capillaren nachweisen lassen. Dadurch ist der mittlere pO$_2$ mit 33,2 Torr zwar erniedrigt aber doch höher, als aufgrund der prozentualen Häufigkeit der Meßwerte in den Gruppen von 0—20 Torr erwartet. Die Sauerstoffdruckänderungen von Meßpunkt zu Meßpunkt sind im Vergleich mit dem gesunden Muskel erniedrigt.

Beurteilung: Im Sauerstoffdruckfeld läßt sich eine lokale Hypoxie mit einer deutlichen Vermehrung der Sauerstoffdruckwerte unter 20 Torr nachweisen. Infolge zahlreicher Werte über 80 Torr ist der mittlere Sauerstoffdruck mit 33,2 Torr zwar erniedrigt, aber höher als aufgrund der alleinigen Verteilung der Werte unter 20 Torr erwartet.

Zusammenfassung: Progressive Muskeldystrophie vom Gliedergürteltyp mit ausgeprägten besonders proximal lokalisierten Muskelparesen und Muskelatrophien, und im Verhältnis dazu relativ noch besser erhaltener distaler Muskulatur. Elektromyographisch generalisierter, auch das Facialisgebiet betreffender myopathischer Befund und muskelbioptisch typischer Befund mit lipomatös-sklerotischem Umbau. Im Sauerstoffdruckfeld neben den Zeichen einer deutlichen lokalen Hypoxie Bereiche mit höherem pO_2, wahrscheinlich als Ausdruck der stärkeren Capillarisierung in den umgebauten Gewebebezirken.

Prot. Nr. 39. Z., W. m. geb. 21. 4. 21, Rußland.

Diagnose: Myotonische Dystrophie mit deutlicher akrodistaler Myatrophie und peroneal-paretischem Gang.

Vorgeschichte und Klinik: Seit mehreren Jahren Schwäche in der Muskulatur der unteren Extremitäten mit der Gefahr des Hinstürzens bei überraschenden Unebenheiten des Bodens. Seit 2 Jahren auch Schwäche in den Händen. Facies myopathica. Klassisches Syndrom mit Stirnglatze, beginnender Katarakt und akrodistalen Paresen und Muskelatrophien. Myotone Reaktion klinisch nur an der Zunge.

Biochemische Untersuchungen: Keinen Anhalt für einen myolytischen Prozeß mit CPK-Steigerung. Keine Erhöhung der übrigen Serumfermentaktivitäten.

EMG. Generalisiert kommt es in der proximalen und distalen Muskulatur der oberen und unteren Extremitäten zur Entladung von myotonen Bursts, und zwar sowohl spontan als auch auf mechanische Irritation der Muskelfasern. Aufgesplitterte, verkürzte und amplitudengeminderte Einzelpotentiale und bei maximaler Willküraktivität amplitudengemindertes und sehr dichtes, sog. myopathisches Entladungsmuster. Die Facialismuskulatur ist mitbetroffen.
Beurteilung: Generalisierte Entladungen von myotonen Bursts und myopathische Veränderungen der Einzelpotentiale und des Entladungsmusters. Typischer elektromyographischer Befund bei myotonischer Dystrophie.

Muskelbioptischer Befund. Biopsie aus dem M. tib. ant. li. Es findet sich ein für eine myotonische Dystrophie typischer Befund mit z. T. atrophischen und hypertrophischen Zellen. Besonders charakteristisch sind die teils peripheren, teils segmentförmigen Fibrillolysen in deren Gefolge es zu typischen Ringbinden-Bildung der Zellen gekommen ist. Reichliche Capillarisierung, auch in den Bereichen hochgradiger Atrophie (Abb. 44 a u. 44 b).
Beurteilung: Fibrillolytische Myopathie mit Vermehrung der zentralen Kerne und sog. Ringbinden-Phänomen bei myotonischer Dystrophie.

pO_2-Feld (s. Abb. 44 c). M. tib. ant. re.: Die Verteilung der lokalen pO_2-Werte erstreckt sich von 11—110 Torr und läßt die Gruppe 31—40 Torr frei. Es finden sich in den Gruppen 11—20 Torr, 41—50 Torr, 61—70 Torr und 91—100 Torr Werte zwischen 13—22% der jeweiligen Häufigkeiten der gemessenen Werte. Der mittlere pO_2 ist mit 56,3 Torr deutlich erhöht. In der logarithmischen pO_2-Verteilung angedeuteter s-förmiger Verlauf.
Beurteilung: Erhöhter mittlerer pO_2 bei fehlender physiologischer Linksverlagerung der pO_2-Verteilung. Angedeuteter s-förmiger Verlauf in der logarithmischen pO_2-Verteilung.

Zusammenfassung: Myotonische Dystrophie (Curschmann-Steinert) mit typischem klinischem, elektromyographischem und muskelbioptischem Befund. Bei einer reichlichen Capillarisierung auch in den Bereichen hochgradiger Atrophie findet sich im Sauerstoffdruckfeld ein erhöhter mittlerer pO_2 bei fehlender physiologischer Linksverlagerung der pO_2-Verteilung. Dieser Befund ergänzt den morphologischen Befund.

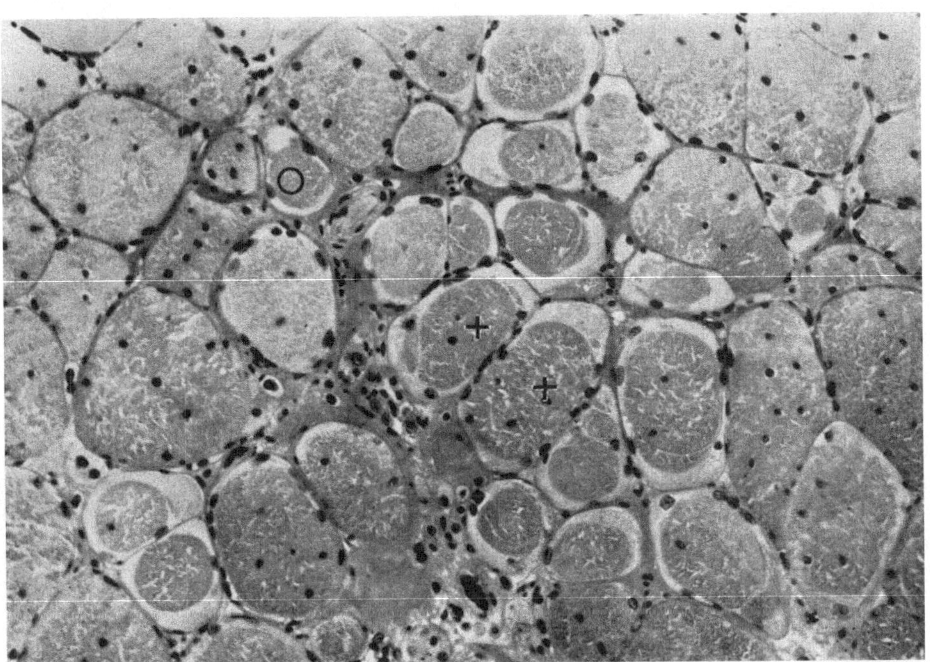

Abb. 44 a. Typisches Bild der peripheren Fibrillolyse (+), Faseratrophie (◯) und Anpassungshypertrophie mit zentralen Kernen bei myotonischer Dystrophie. Keine Fasernekrosen. (H. van
Gieson, Mikr.Verg. 125fach auf 24×36)

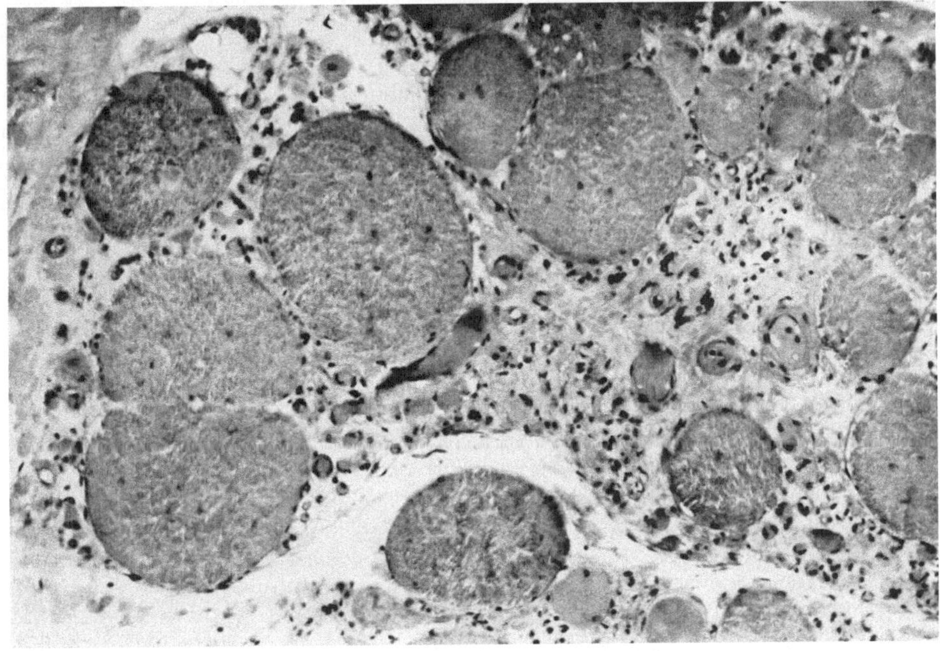

Abb. 44 b. Extreme Anpassungshypertrophie von Einzelfasern mit zentralen Kernen bei myotonischer Dystrophie. Beachte die zahlreichen und dichten Gefäße im muskelatrophischen Bereich. (Masson-Goldner, Mikr.Verg. 125fach auf 24×36)

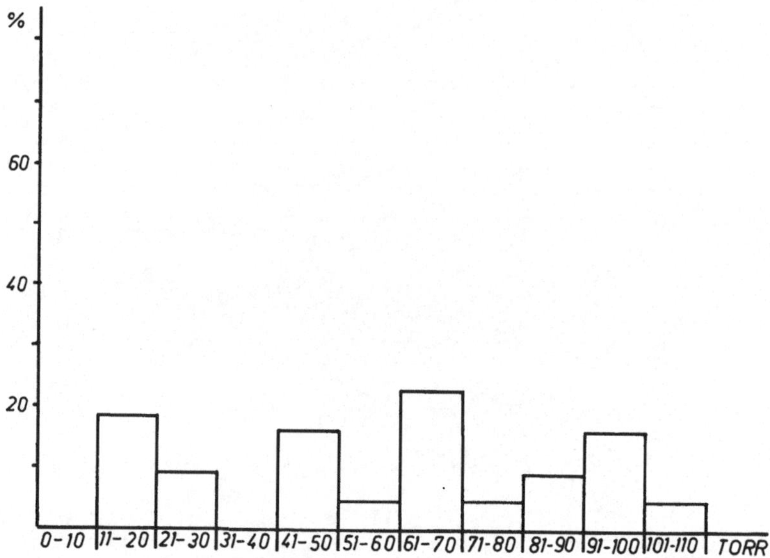

Abb. 44 c. Prozentuale, lineare Sauerstoffdruckverteilung. (22 Einzelmessungen)

3. Untersuchungen an Patienten mit neurogenen Erkrankungen der Muskulatur

Prot. Nr. 24. G., K. m. geb. 25. 2. 31, Erbach/Ww.

Diagnose: progressive spinale Muskelatrophie vom pseudopolyneuritischen Manifestationstyp. Generalisation.

Vorgeschichte und Klinik: Die Erkrankung begann mit akrodistalen Atrophien an den Händen und Füßen. Eine Schwäche trat erst später ein. Bei der neurologischen Untersuchung ausgeprägte Atrophie der Handmuskulatur, auch leichte Schultergürtelverschmächtigung, ausgeprägte Atrophie der Fußmuskulatur und der Unterschenkelmuskulatur mit Storchenbeinen. Die Extensoren des rechten Fußes und der rechten Zehen sind paralytisch (aufgepfropfte traumatisch bedingte Druckschädigung des N. peronaeus) und links paretisch. Die Eigenreflexe an den unteren Extremitäten sind schwach auszulösen, keine Pyramidenbahnzeichen, keine Fascikulation. Eindeutige Sensibilitätsstörungen nur im Versorgungsbereich des N. peronaeus re.

Biochemische Untersuchungen: Nach Muskelarbeit (340 W) leichter CPK-Anstieg, der für einen leichten Muskelfaserzerfall spricht. Es kommt 10 Std später zu einem maximalen CPK-Anstieg auf allerdings nur 2,86 mE/ml.

EMG und ENG. Rarefiziertes Entladungsmuster mit amplitudenüberhöhten und verbreiterten Einzelpotentialen, Fascikulationspotentialen mit niedriger Entladungsfrequenz und Denervationsaktivität (positive und biphasische Spontanpotentiale), die in der Unterschenkelmuskulatur in Serien entladen werden. Pseudobursts. Hier finden sich auch positive sharp waves. Generalisierte neurogen-nucleäre Schädigung, die sich bis in Höhe der M. sternocleidomastoidei nachweisen läßt.

Neurographie: Die motorische NLG für den N. medianus re. beträgt 53,0 m/sec. Für den N. peronaeus re. läßt sich die motorische NLG nicht messen, da sich aus dem vollständig atrophischen Ext. dig. brevis kein Reizantwortpotential ableiten läßt. Für den N. peronaeus

li. ist die motorische NLG nicht verlängert, denn die Latenzzeit für das Reizantwortpotential aus dem Ext. dig. brevis bei Reizung am Fibulaköpfchen ist mit 12,2 m/sec unauffällig.

Beurteilung: Neurogen-nucleäre Schädigung ohne Verlängerung der motorischen Nervenleitungsgeschwindigkeit (N. peronaeus re. kann nicht beurteilt werden). Der Befund spricht
für eine Generalisationsform der progressiven spinalen Muskelatrophie vom pseudopolyneuritischen Manifestationstyp.

Muskelbioptischer Befund. Biopsie aus dem M. tib. ant. li.: Es finden sich gruppierte
Atrophien mit sehr großen Gruppen, die mehreren motorischen Einheiten entsprechen. Das
ist charakteristisch für eine spinale Muskelatrophie.

In diesen Gruppenatrophien findet sich eine hochgradige Veränderung der Muskelzell-
kerne. Auffällig ist eine erhebliche Sklerose und Rarefizierung nicht ganz kleiner peripherer
Nerven und Nervenäste z. T. mit einer ungewöhnlichen Hyalinisierung. Ein eigentliches
Zwiebelschalenphänomen findet sich allerdings nicht.

Im Parenchym keine Fasernekrosen, auch keine schwere Muskelfaserdegeneration.

Beurteilung: Ältere neurogene Gruppenatrophie vom Typ der nucleären Atrophie
(spinale Muskelatrophie). Rarefizierung des Nervenfaserbestandes in den peripheren Nerven
und ihren Aufzweigungen mit ungewöhnlich starker interstitieller Sklerose.

pO₂-Feld (s. Abb. 45). In der Häufigkeitsverteilung der lokalen pO_2-Werte findet
sich eine starke Linksverschiebung, wobei in der Gruppe 0—10 Torr 63,3% und in
der Gruppe 11—20 Torr 18,6% der Meßwerte enthalten sind (0—20 Torr: 81,9%).
Der mittlere pO_2 ist mit 14,7 Torr stark erniedrigt. In der logarithmischen pO_2-Ver-
teilung zeigt sich ein treppenförmiger Kurvenverlauf.

Beurteilung: Im pO_2-Feld Zeichen für eine Hypoxie mit starker Linksverschiebung
in der Verteilung der einzelnen pO_2-Werte und einem stark erniedrigtem mittleren
pO_2. Treppenförmiger Kurvenverlauf in der logarithmischen pO_2-Verteilung.

Zusammenfassung: Progressive spinale Muskelatrophie vom pseudopolyneuritischen Manifestationstyp mit Atrophien in der Schultergürtelmuskulatur und Atrophien distal an oberen und unteren Extremitäten. Elektromyographisch nucleär-

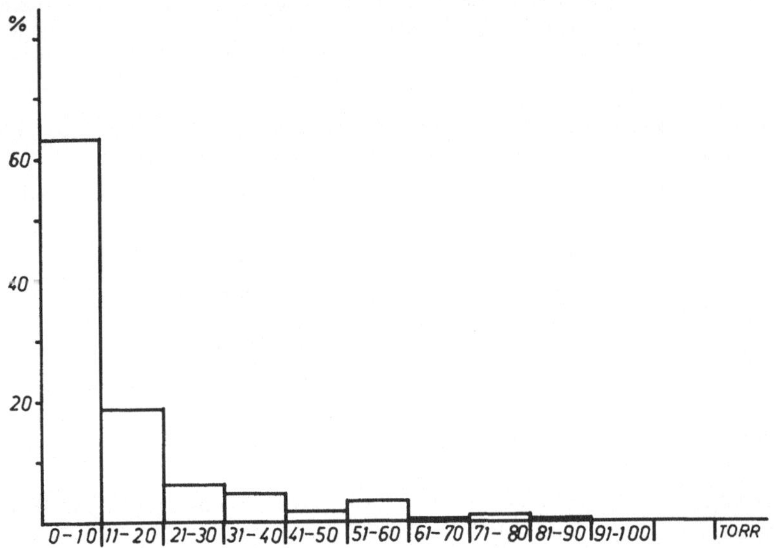

Abb. 45. Prozentuale, lineare Sauerstoffdruckverteilung. (258 Einzelmessungen)

neurogene Schädigung und muskelbioptisch ältere neurogene Gruppenatrophie vom Typ der nucleären Atrophie, aber auch mit Veränderungen am peripheren Nerven. Im Sauerstoffdruckfeld Zeichen für eine Hypoxie mit starker Häufung der Werte unter 20 Torr und stark erniedrigtem mittlerem Sauerstoffdruck. Im Zusammenhang mit dem muskelbioptischen Befund erhebt sich die Frage, ob nicht in dieser neurogen-atrophischen, sehr kernreichen Muskulatur ein erhöhter Sauerstoffverbrauch bei unzureichender Sauerstoffnachlieferung vorliegt.

Prot. Nr. 46. B., K. m. geb. 22. 2. 22, Rossbach/H.

Diagnose: Progressive spinale Muskelatrophie.

Vorgeschichte und Klinik: Seit 21 Jahren wird über „Kreuzschmerzen" und seit 20 Jahren beginnende Parese der Zehenextensoren rechts. Später Entwicklung einer leichten Parese des linken Beines. Eine Unterschenkelatrophie fiel vor einem Jahr auf. Es fand sich eine Parese mit Muskelatrophie der Unterschenkel- und Fußmuskulatur links. Außerdem bestand eine Schwäche der Schultergürtelmuskulatur links. An den unteren Extremitäten waren Eigenreflexe nur schwach auslösbar. Einzelne Fascikulationen in der Wadenmuskulatur, keine Pyramidenbahnzeichen.

Biochemische Untersuchungen: Kein Anhalt für Muskelzerfall mit CPK-Steigerung. Übrige Serumfermentaktivitäten ebenfalls nicht erhöht.

EMG. Fascikulationspotentiale mit niedriger Entladungsfrequenz (20—60/min). In der Unterschenkelmuskulatur links auch positive und biphasische Denervationspotentiale. Amplitudenüberhöhte und verbreiterte Einzelpotentiale, an anderen Ableitungsstellen ausgesprochen aufgesplitterte z. T. auch amplitudengeminderte und verkürzte Einzelpotentiale. Bei Maximalaktivität rarefiziertes Entladungsmuster bis zu „single oscillations" bei gleichzeitiger Maximalamplitude über 10 mV und erheblicher Kraftleistung.
Beurteilung: Generalisierte nucleär-neurogene Erkrankung, bei der die Facialismuskulatur nicht betroffen ist, mit sekundär myopathischen Veränderungen (aufgesplitterte und amplitudengeminderte Einzelpotentiale).

Muskelbioptischer Befund. Biopsie aus dem Quadriceps li.: Hochgradig umgebauter Muskel, in dem aber noch Muskelfaserbündel gut erhalten sind. Gruppenförmige ältere Atrophie, wobei die Muskelzellen als kernhaltige Riesenzellen imponieren. Daneben frische Veränderungen von Subunits mit Faserzerfall, segmentaler Myolyse und entsprechenden cellulären Resorptionsvorgängen im Sinne von degenerativen Veränderungen. Die erhalten gebliebenen Muskelfasern zeigen eine ausgeprägte Anpassungshypertrophie (Abb. 46 a u. 46 b).
Beurteilung: Fortgeschrittener Umbau der Muskelfasern bei typischer Gruppenatrophie. Muskelfaserdegeneration mit Einzelfasernekrosen. Käppchenförmiger, narbiger Umbau.

pO$_2$-Feld (s. Abb. 47—49). M. tib. ant. li.: In der Häufigkeitsverteilung der Sauerstoffdruckwerte ausgeprägte Linksverschiebung, wobei sich das Maximum in der Gruppe 0—10 Torr mit 39,1% und in der Gruppe 11—20 Torr 25,4% der gesamten Werte finden (0—20 Torr: 64,5%). Der mittlere pO$_2$ ist mit 17,4 Torr stark erniedrigt und die pO$_2$-Änderung bei Nadellagenänderung (von Meßpunkt zu Meßpunkt) liegt um bzw. unter 10 Torr. Im pO$_2$-Feld wurden auch Werte unter 1 Torr bzw. um „Null" gemessen. Die Registrierungen mit der Doppelnadelelektrode (Elektrodenabstand um 50 μ) zeigen von Meßpunkt zu Meßpunkt vorwiegend gleichsinnige pO$_2$-Änderungen. In der logarithmischen pO$_2$-Verteilung findet sich ein treppenförmiger Kurvenverlauf.
Beurteilung: Im pO$_2$-Feld Zeichen für eine Hypoxie bzw. Anoxie mit einer starken Häufung der Werte unter 20 Torr und einem stark erniedrigten mittleren pO$_2$. Treppenförmiger Kurvenverlauf in der logarithmischen pO$_2$-Verteilung.

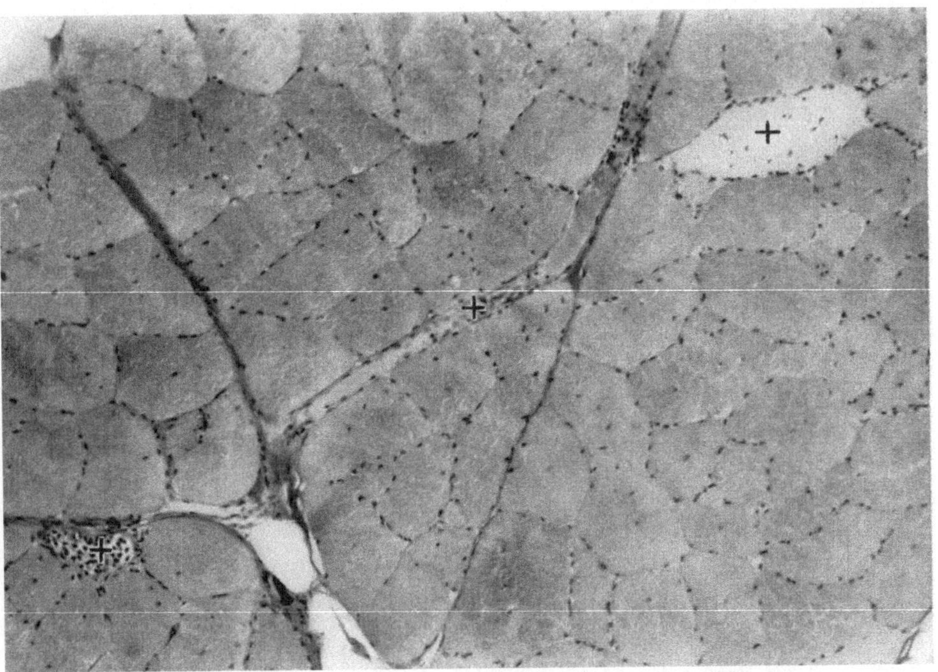

Abb. 46 a. Frischere (+) und ältere bereits in phagocytärer Resorption befindlichen Einzelfasernekrose in einem durch Anpassungshypertrophie veränderten Muskelfaserbündel bei nucleärer Atrophie. (H. van Gieson, Mikr.Verg. 160fach auf 24×36)

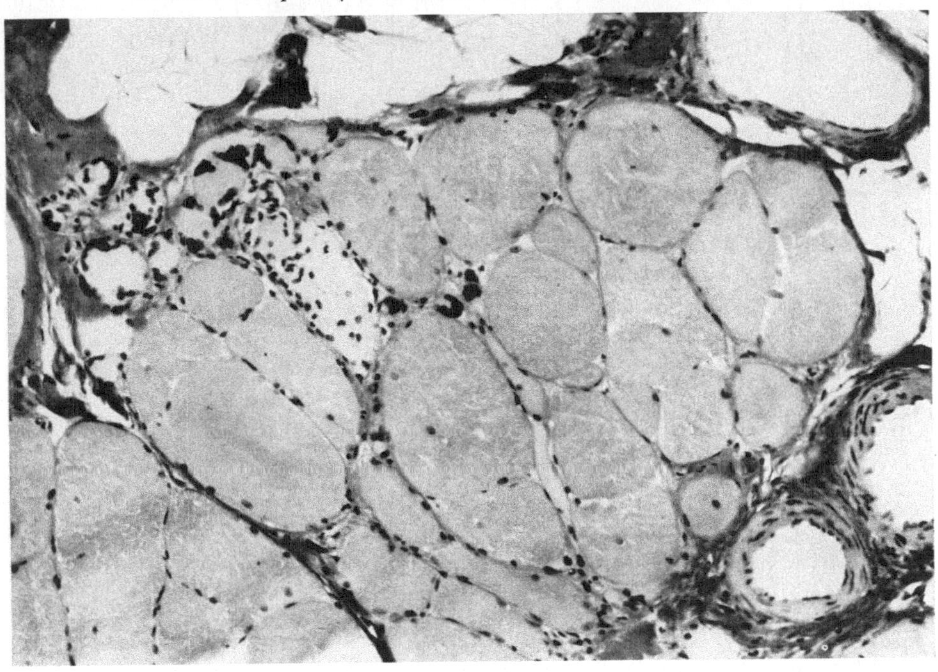

Abb. 46 b. Präparat wie 46 a. Einzelfasernekrose einer anpassungshypertrophischen Muskelfaser in der Nachbarschaft einer älteren neurogenen Gruppenatrophie. Beachte den läppchenförmigen lipomatös-sklerotischen Umbau bei chronischer nucleärer Atrophie. (H. van Gieson, Mikr.Verg. 160fach auf 24×36)

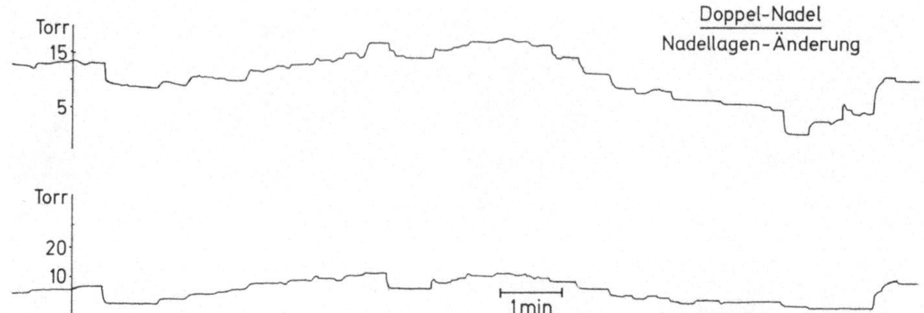

Abb. 47. Sauerstoffdruckänderung bei Ausmessung des Sauerstoffdruckfeldes (von Meßpunkt zu Meßpunkt) mit der Doppelnadelelektrode. (Elektrodenabstand 50 μ)

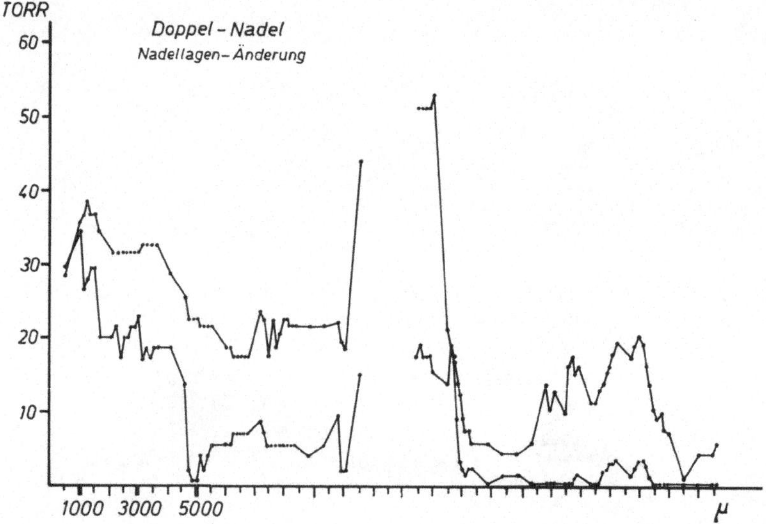

Abb. 48. Sauerstoffdruckänderung in Abhängigkeit von der Meßpunktentfernung mit der Doppelnadelelektrode. (Elektrodenabstand um 50 μ)

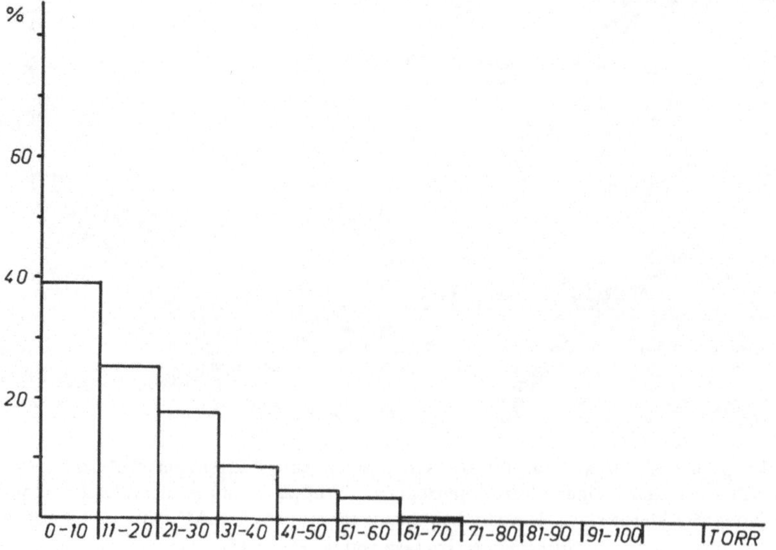

Abb. 49. Prozentuale, lineare Sauerstoffdruckverteilung. (284 Einzelmessungen)

Zusammenfassung: Progressive spinale Muskelatrophie mit typischem, für eine nucleär-neurogene Erkrankung charakteristischem elektromyographischem und muskel-bioptischem Befund. Hier fallen besonders degenerative Veränderungen mit Einzel-fasernekrosen auf. Im Sauerstoffdruckfeld Zeichen für eine Hypoxie bzw. Anoxie mit einer starken Häufung der Werte unter 20 Torr und einem stark erniedrigten mittleren Sauerstoffdruck. Dieser Befund ist den histologisch nachgewiesenen starken degenera-tiven Muskelfaserveränderungen und Einzelfasernekrosen an die Seite zu stellen.

Prot. Nr. 18. B., R. m. geb. 2. 8. 33, Gelsenkirchen Horst.

Diagnose: Spinale progressive Muskelatrophie, pseudomyopathisch proximal, auf die unteren Extremitäten beschränkt.

Vorgeschichte und Klinik: Vor 2 Jahren fiel erstmals eine Schwäche im re. Bein auf, später auch im linken. Bei der Untersuchung fanden sich proximal betonte Paresen und Muskelatrophien der unteren Extremitäten mit fehlenden PSR und erhaltenen ASR. An den oberen Extremitäten, am Schultergürtel keine Muskelatrophien, keine Paresen, eher kräftig athletisch ausgebildete Muskulatur.

Biochemische Untersuchungen: Leichter Anstieg der CPK nach Belastung (320 W) als Ausdruck des Muskelfaserzerfalls. Der CPK-Wert beträgt nach 4 Stunden 4,24 mE/ml und nach 8 Stunden 4,35 mE/ml. Die übrigen Fermentaktivitäten im Serum sind nicht erhöht.

EMG und ENG. Positive und biphasische Denervationspotentiale und positive sharp waves, z. T. in Form von Serienentladungen, stark rarefiziertes Entladungsmuster der moto-rischen Einheiten mit vermehrt polyphasischen Einzelpotentialen proximal und distal in den unteren Extremitäten. Zum Teil waren aufgesplitterte, verkürzte und deutlich amplituden-geminderte Einzelpotentiale vorhanden. In den Unterschenkelextensoren links fanden sich keine motorischen Einheiten. In der proximalen und distalen Muskulatur der oberen Extremi-täten kein Hinweis auf eine neurogene Schädigung.

Neurographie: Die motorische NLG beträgt für den Peronaeus re. 43,3 m/sec, Peronaeus li. 40,0 m/sec, Medianus re. 57,8 m/sec, Medianus li. 60,2 m/sec.

Die Reizantwortpotentiale bei Reizung des N. peronaeus aus dem Ext. dig. brevis waren aufgesplittert und amplitudengemindert.

Beurteilung: Ausgeprägte neurogene Schädigung in den unteren Extremitäten mit nicht wesentlich verlängerter motorischer NLG.

Muskelbioptischer Befund. Biopsie aus dem M. tib. ant. li.: Deutliche Gruppenatrophie mit netzförmiger Verteilung der atrophischen motorischen Einheiten. Daneben auch noch normal große Muskelfasern in Gruppen, die aber schon ganz erhebliche Faserdegenerationen und Nekrosen erkennen lassen. Dabei ganz bizarre Gerinnungsvorgänge in den degenerierten Muskelzellen, z. T. mit lebhafter histiocytärer Abräumreaktion. Dementsprechend in den Gebieten solcher Muskelfasernekrosen und -myolysen auch interstitieller Bindegewebsver-mehrung mit beginnendem fibrotischem Umbau (Abb. 50 a u. 50 b).

Beurteilung: Neurogene Schädigung mit schwerster Muskelfaserdegeneration.

pO$_2$-Feld (s. Abb. 51). M. tib. ant. re.: In der Häufigkeitsverteilung der Sauer-stoffdruckwerte findet sich eine deutlich ausgeprägte Linksverschiebung, wobei sich in den Gruppen 0—20 Torr 29,6% der Werte finden. Das Maximum der Werte ist auf die Gruppen 21—40 Torr mit je 20,5% gleichmäßig verteilt. Der mittlere pO$_2$ liegt mit 33,3 Torr im unteren Normbereich und die pO$_2$-Änderung von Meßpunkt zu Meßpunkt liegt unter 10 Torr. In der logarithmischen pO$_2$-Verteilung stellt sich eine Kurve mit zweifachem Knick (bei 24 Torr und bei 60 Torr) dar.

Beurteilung: Im pO$_2$-Feld finden sich Zeichen für eine leicht ausgeprägte Hypoxie mit einer Häufung der Werte in den Gruppen unter 20 Torr und einem mittleren pO$_2$

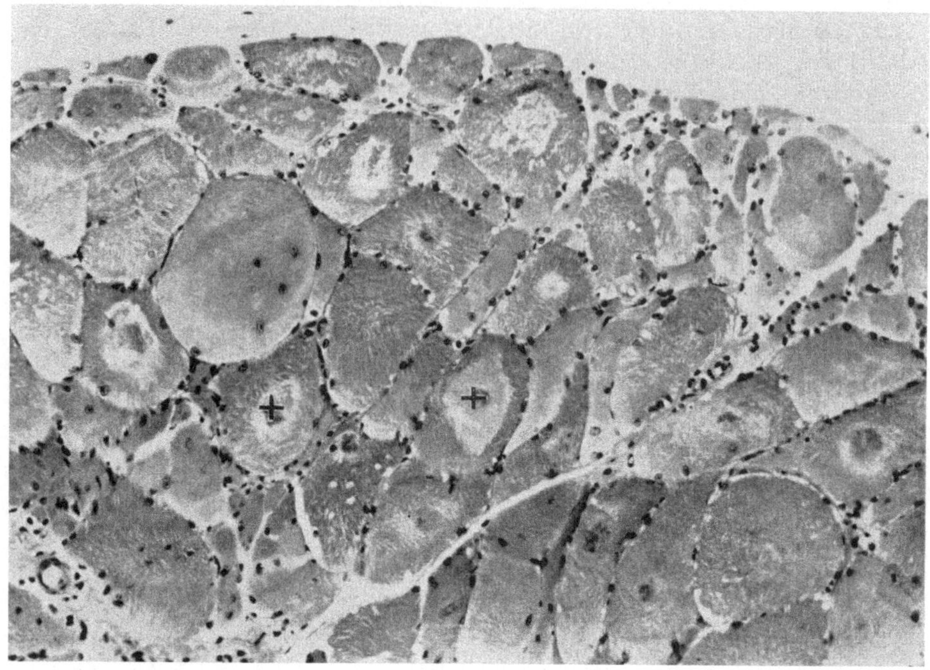

Abb. 50 a. Nicht nekrotisierende Faserdegeneration (target fiber) (+) infolge frischer Denervation bei nucleärer Atrophie. Beachte die älteren neurogen-atrophischen Fasergruppen. — Querschnitt. (Masson-Goldner, Mikr.Verg. 160fach auf 24×36)

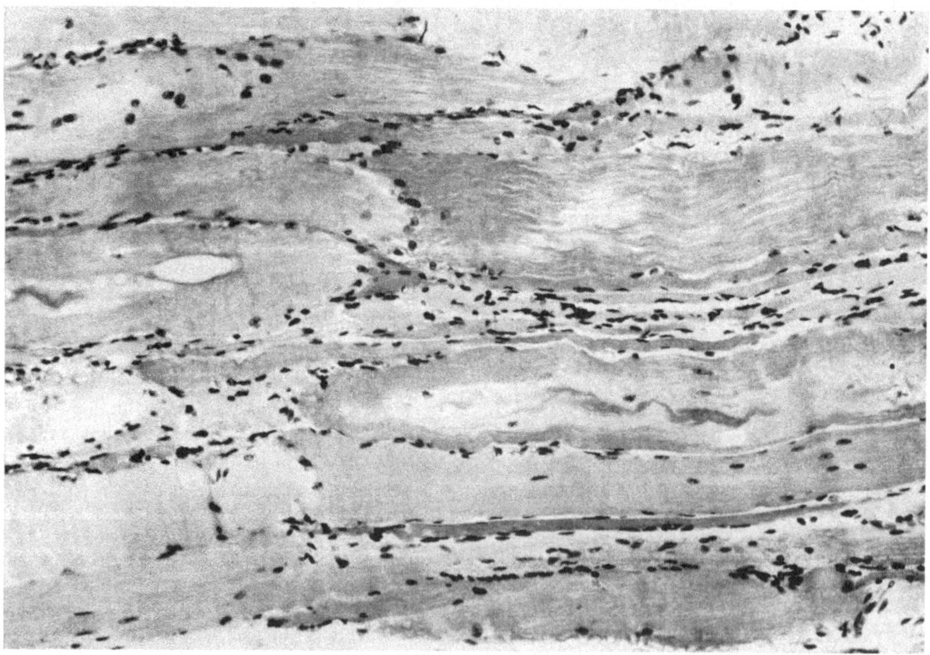

Abb. 50 b. Längsschnitt zu Präparat 50 a. (Masson-Goldner, Mikr.Verg. 160fach auf 24×36)

im unteren Normbereich. Doppelter Knick im Kurvenverlauf der logarithmischen pO$_2$-Verteilung.

Zusammenfassung: Chronische progressive spinale Muskelatrophie mit proximal betonten Paresen an den unteren Extremitäten. Leichte Verlängerung der motorischen Nervenleitungsgeschwindigkeiten an den unteren Extremitäten. Schwere Muskelfaserdegenerationen in der Biopsie. Bei diesen z. T. myolytischen, z. T. fasernekrotischen Veränderungen finden sich im pO$_2$-Feld die Zeichen einer Hypoxie mit einer mittelgradigen Häufung der Werte in den Gruppen unter 20 Torr. Der mittlere pO$_2$ liegt allerdings noch im unteren Normbereich.

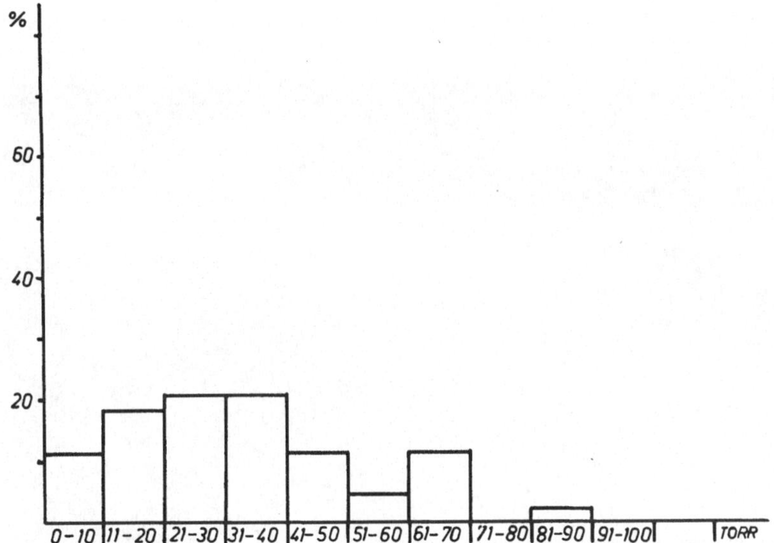

Abb. 51. Prozentuale, lineare Sauerstoffdruckverteilung. (44 Einzelmessungen)

Prot. Nr. 44. D., W. m. geb. 4. 9. 24, Pommern.

Diagnose: Progressive spinale Muskelatrophie vom pseudomyopathischen Typ mit ausgeprägten Muskelfaserdegenerationen.

Vorgeschichte und Klinik: Seit 1966 gewisse Schwäche und Schmerzen in der linken Schulter, im „Kreuz" und eine Muskelschwäche in den Beinen. Bei der Aufnahme proximal betonte Schwäche an den unteren Extremitäten rechts mehr als links. An den Oberschenkeln gerade im Vergleich zur Wadenmuskulatur mäßige Muskelatrophie, auch die Ileopsoasmuskulatur ist betroffen. Das Aufrichten aus dem Liegen gelingt nur mit Zuhilfenahme der Hände. Auch im Schultergürtel leichte Atrophie des Muskelreliefs. Die Eigenreflexe sind noch erhalten. Keine Pyramidenbahnzeichen. Vereinzelt sichtbare Fascikulation.

Biochemische Untersuchungen: Nur passagere CPK-Steigerung (wahrscheinlich aktivitäts- oder belastungsbedingte CPK-Steigerung). Es fand sich eine maximale CPK-Aktivität von 5,36 mE/ml. Die GOT und GPT im Serum waren einige Male ebenfalls leicht erhöht.

EMG und ENG. Neben amplitudenüberhöhten und verbreiterten Einzelpotentialen finden sich aufgesplitterte, verkürzte und amplitudengeminderte Einzelpotentiale und Spontanaktivität in Form von positiven und biphasischen Denervationspotentialen, positiven sharp waves, Fibrillations- und Fascikulationspotentialen. Die motorische NLG für den N. peronaeus re. beträgt 50,2 m/sec, für den N. peronaeus li. 49,3 m/sec.

Beurteilung: Generalisierte nucleär-neurogene Schädigung mit Fascikulationspotentialen und ausgesprochenen Potentialaufsplitterungen. Die motorische Nervenleitungsgeschwindigkeiten sind nicht verlängert.

Muskelbioptischer Befund. Biopsie aus dem M. tib. ant. li.: Die neurogene Gruppenatrophie ist nur angedeutet zu erkennen und geht unter in dem Bild schwerster degenerativer Muskelfaserveränderungen, die nur z. T. eine Gruppierung erkennen lassen. Dieses Bild der schweren neurogen bedingten degenerativen Muskelfaserveränderungen, wie wir es auch von der neuralen Muskelatrophie kennen, führt erst im weiteren Verlauf zu einer typischen Gruppenatrophie. Die erkrankten Einzelfasern zeigen schwere degenerative Veränderungen mit Eiweißausfällungen, z. T. in sehr bizarren Formen. Stellenweise auch Nekrosen und Myolysen. In myolytischen Muskelfaserquerschnitten lassen sich erhebliche Kernreaktionen erkennen (Abb. 52).

Beurteilung: Schwere degenerative Muskelfaserveränderungen bei frischer spinaler Muskelatrophie. Das Bild ist identisch mit den Frühveränderungen im Falle Prot. Nr. 18 (S. 71).

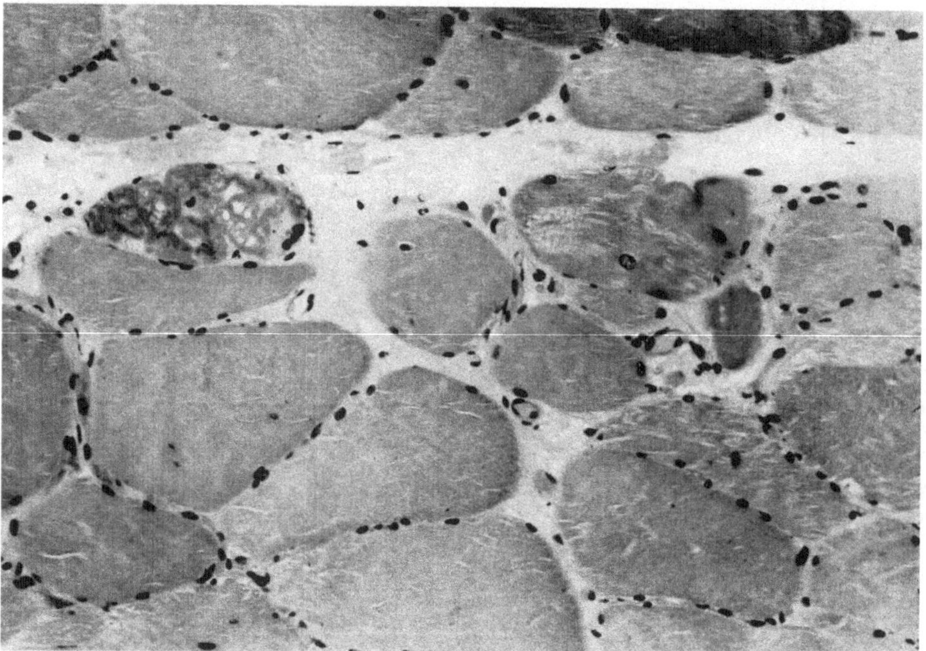

Abb. 52. Einzelfasernekrosen in einem durch Anpassungshypertrophie veränderten Muskelfaserbündel (Coagulationsnekrose) bei nucleärer Atrophie. (Masson-Goldner, Mikr.Verg. 200fach auf 24×36)

pO$_2$-Feld (s. Abb. 53). M. tib. ant. re.: In der Häufigkeitsverteilung der pO$_2$-Werte findet sich mit 21,0% eine leichte Vermehrung in den Gruppen 0—20 Torr (normal 9,3 ± 4,6%). In den Gruppen von 21—100 Torr ist mit Werten zwischen 6—16% eine eher gleichmäßige Verteilung vorhanden und ein Maximum fehlt in dieser Sauerstoffdruckverteilung. Der mittlere pO$_2$ ist dementsprechend mit 49,0 Torr leicht erhöht. Die Sauerstoffdruckänderung von Meßpunkt zu Meßpunkt geht z. T. über 10 Torr hinaus. In der logarithmischen pO$_2$-Verteilung ergibt sich eine mehrfach geknickte Kurve.

Beurteilung: Leichte Häufung der Werte in den Gruppen unter 20 Torr, die auf eine leichte Hypoxie hinweist. Die Verteilung der Werte in den übrigen Gruppen ist eher gleichförmig, der mittlere pO_2 leicht erhöht, was eine starke Vascularisierung annehmen läßt. Mehrfach geknickter Kurvenverlauf in der logarithmischen pO_2-Verteilung.

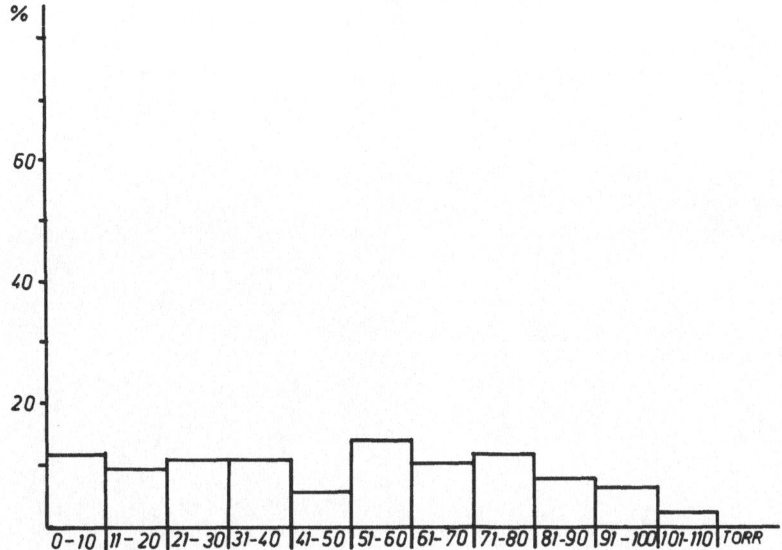

Abb. 53. Prozentuale, lineare Sauerstoffdruckverteilung. (129 Einzelmessungen)

Zusammenfassung: Progressive spinale Muskelatrophie sehr frischen Datums mit ausgeprägten Muskelfaserdegenerationen, die sich sowohl im Elektromyogramm als vor allen Dingen auch in der Muskelbiopsie darstellen.

Im Sauerstoffdruckfeld leichte Häufung der Werte in den Gruppen unter 20 Torr mit einem leicht erhöhten mittleren Sauerstoffdruck, was eine leichte Hypoxie bei starker Vascularisierung annehmen läßt, die aufgrund des bioptischen Befundes durchaus möglich ist.

Prot. Nr. 35. E., M. w. geb. 2. 12. 98, Heuchelheim.

Diagnose: Myatrophische Lateralsklerose.

Vorgeschichte und Klinik: Seit einem Jahr besteht eine zunehmende Schwäche mit Schluckbeschwerden. Es fanden sich deutliche Muskelatrophien im Bereich des Schultergürtels und der Handmuskulatur bei gesteigerten Eigenreflexen ohne Pyramidenbahnzeichen. Der Masseterreflex war gesteigert, Zungenfibrillationen waren vorhanden. Eine deutliche Atrophie in den Unterschenkelextensoren bestand nicht.

Biochemische Untersuchungen: Liquor unauffällig. Kein Anhalt für Muskelzerfall mit CPK-Steigerung. Keine Erhöhung der übrigen Serumfermentaktivitäten.

EMG und ENG. Generalisiert in der proximalen und distalen Extremitäten- und in der Facialismuskulatur sind positive und biphasische Denervationspotentiale, positive sharp waves, Fascikulationspotentiale bei einem rarefizierten Entladungsmuster der motorischen Einheiten bei maximaler Willkürkontraktion vorhanden. Die Fascikulationspotentiale haben eine niedrige Entladungsfrequenz.

Neurographie: Die motorische NLG beträgt für den N. peronaeus re. 47,0 m/sec, für den N. peronaeus li. 46,5 m/sec.

Beurteilung: Generalisierte, auch das Hirnnervengebiet betreffende nucleär-neurogene Erkrankung. Die motorischen NLG sind nicht verlängert.

Muskelbioptischer Befund. Biopsie aus dem M. tib. ant. li.: In den Querschnitten zahlreiche motorische Einheiten in älterem, aber nicht ganz altem Zustand der Gruppenatrophie, daneben finden sich frischere Gruppenatrophien. Diese werden z. T. von anpassungshypertrophischen motorischen Einheiten mit großen und vergrößerten Faserdurchmessern umgeben. Daneben auch normale Fasern (Abb. 54).

Beurteilung: Nucleär-neurogene Atrophie mit Anpassungshypertrophie im Sinne einer ALS.

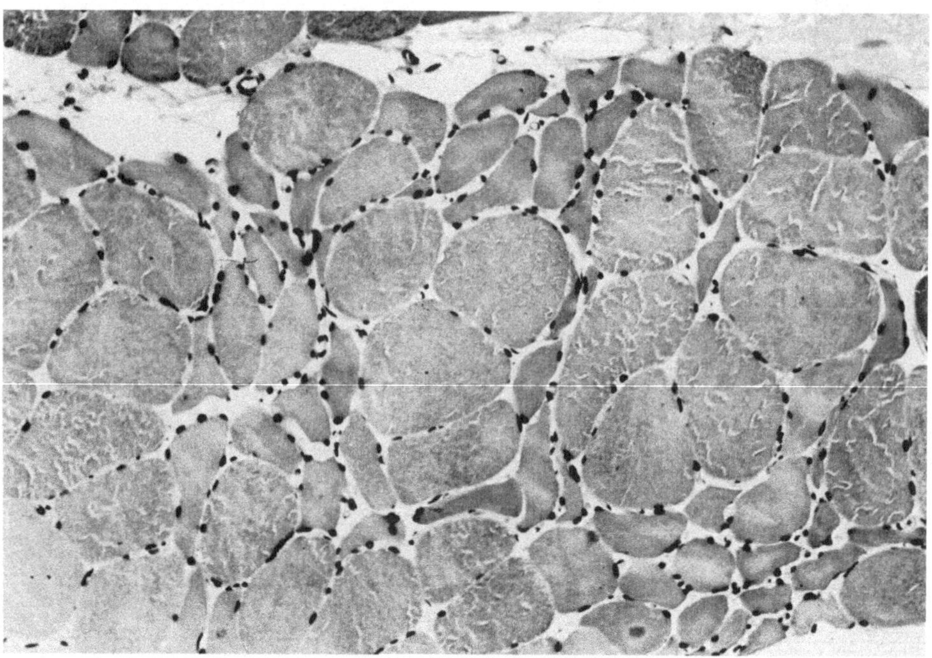

Abb. 54. Gruppenatrophie der Muskelfasern infolge Denervation einzelner motorischer Einheiten bei nucleär-neurogener Atrophie. Keine Fasernekrosen. Beachte die netzförmige Anordnung, die sich aus der Verflechtung atrophischer und anpassungshypertrophischer Muskelfasern ergibt. (Masson-Goldner, Mikr-Verg. 125fach auf 24×36)

pO$_2$-Feld (s. Abb. 55). M. tib. ant. re.: In der Häufigkeitsverteilung der pO$_2$-Werte findet sich eine Rechtsverschiebung mit einem Maximum der Werte in der Gruppe 41—50 Torr (38,3%) und einem mit 48,3 Torr leicht erhöhten mittleren pO$_2$. In den Gruppen 0—20 Torr sind 7,5% der Werte vorhanden. Bei Nadellagenänderung von Meßpunkt zu Meßpunkt betragen die Sauerstoffdruckänderungen über 10 Torr. In der logarithmischen Sauerstoffdruckverteilung ein Knick bei 28 Torr und ein weiterer bei 60 Torr.

Beurteilung: Im Sauerstoffdruckfeld Verschiebung der Häufigkeitsverteilung der pO$_2$-Werte zu den höheren Werten hin mit einem erhöhten mittleren pO$_2$ und einem knickförmigen Verlauf in der logarithmischen Sauerstoffdruckverteilung.

Zusammenfassung: Myatrophische Lateralsklerose mit typischem EMG- und Biopsiebefund.

Im Sauerstoffdruckfeld Verschiebung der Häufigkeitsverteilung zu den höheren Werten hin mit einem erhöhten mittleren pO_2, was eine vermehrte Vascularisierung im atrophischen und z. T. anpassungshypertrophischen Muskel annehmen läßt.

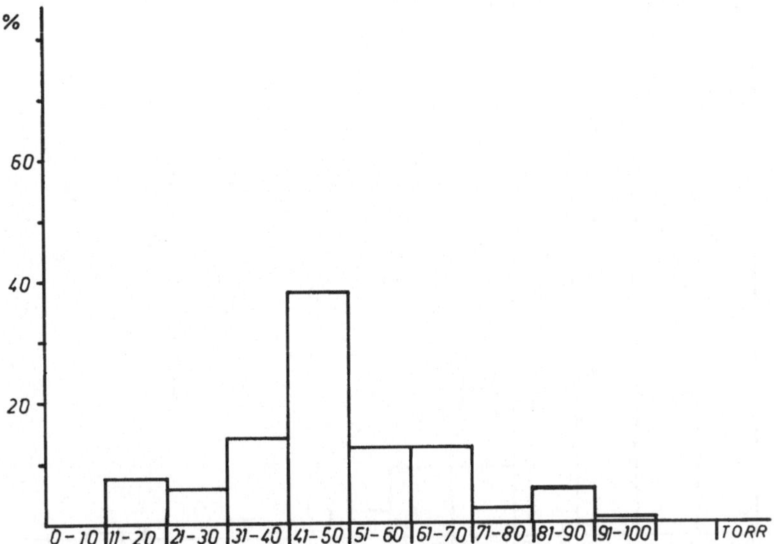

Abb. 55. Prozentuale, lineare Sauerstoffdruckverteilung. (120 Einzelmessungen)

Prot. Nr. 43. W., M. w. geb. 25. 2. 25, Vilmar/O-Lahn.

Diagnose: Dystrophische symmetrische Polyneuropathie mit Korsakow-Syndrom bei chronischem Alkoholismus.

Vorgeschichte und Klinik: Chronischer Alkoholabusus seit Jahren, der angeblich ein halbes Jahr vor der Aufnahme erstmalig zu Paresen in den unteren Extremitäten führte. Es fanden sich an oberen und unteren Extremitäten schlaffe Paresen mit distalen Atrophien. Außerdem bestanden nach distal hin zunehmende Sensibilitätsstörungen an oberen und unteren Extremitäten und Störungen von seiten der Hinterstränge an den Beinen. Die Eigenreflexe an den unteren Extremitäten ließen sich nicht auslösen.

Biochemische Untersuchungen: Kein Anhalt für Muskelzerfall mit CPK-Steigerung. Keine Erhöhung der übrigen Serumfermentaktivitäten.

EMG und ENG. Positive und biphasische Denervationspotentiale, positive sharp waves und Fibrillationspotentiale, in der proximalen und distalen Muskulatur der unteren Extremitäten und in der Handmuskulatur. Bei maximaler Willkürkontraktion vermehrt rarefiziertes Entladungsmuster mit aufgesplitterten polyphasischen und leicht amplitudengeminderten Einzelpotentialen. Der Befund ist besonders distal an den unteren Extremitäten ausgeprägt.

Neurographie: Die motorische NLG beträgt für den N. peronaeus re. 29,0 m/sec, für den N. peronaeus li. läßt sich die NLG nicht errechnen, da sich weder bei proximaler noch bei distaler Reizung ein Reizantwortpotential aus dem M. ext. dig. brevis ergibt. Die motorische NLG für den N. medianus re. 36,8 m/sec, N. medianus li. 36,8 m/sec. Die Reizantwortpotentiale sind polyphasisch und aufgesplittert.

Beurteilung: Generalisierte ausgeprägte periphere neurogene Schädigung mit Verlängerung der maximalen motorischen Nervenleitungsgeschwindigkeiten an oberen und unteren Extremitäten.

Muskelbioptischer Befund. Biopsie aus dem M. tib. ant. li.: Wechselnd stark ausgeprägte, insgesamt fortgeschrittene Gruppenatrophie mit ziemlich gleichmäßiger Atrophie der betroffenen Muskelfasern. Deutliche sekundäre Faserdegenerationen mit Kernaktivierung als Ausdruck frischer neurogener Schädigung. Die stehen gebliebenen motorischen Einheiten treten zahlenmäßig ganz in den Hintergrund.

Beurteilung: Fortgeschrittene neurogene Atrophie bei Polyneuropathie.

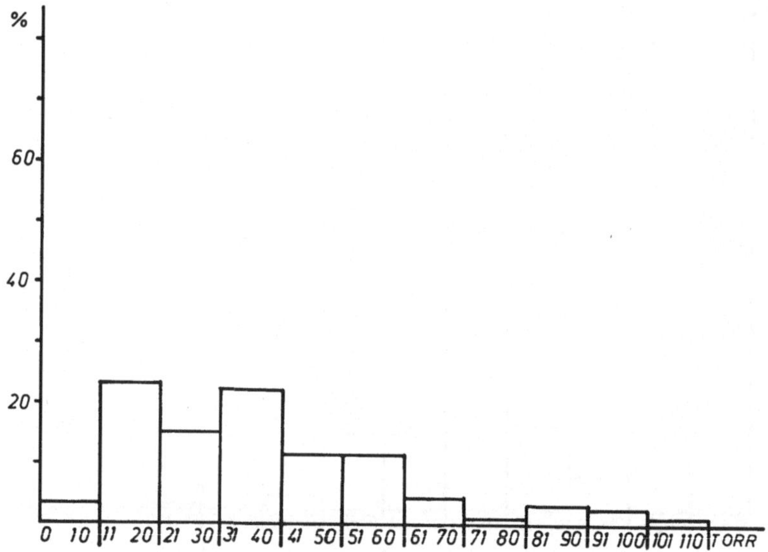

Abb. 56. Prozentuale, lineare Sauerstoffdruckverteilung. (86 Einzelmessungen)

pO$_2$-Feld (s. Abb. 56). M. tib. ant. re.: Die Häufigkeitsverteilung der pO$_2$-Werte zeigt eine Linksverschiebung mit einer Häufung der Werte unter 20 Torr, wobei sich in diesen beiden Gruppen zusammen 26,8% der Werte finden. In den Gruppen 11—20 Torr und 31—40 Torr findet sich etwa die gleiche Häufigkeit (23,3% bzw. 22,1%). Der mittlere pO$_2$ liegt mit 37,9 Torr im Normbereich. Bei Ausmessung des pO$_2$-Feldes sind von Meßpunkt zu Meßpunkt Sauerstoffdruckänderungen von 10 bis 60 Torr vorhanden. Die logarithmische pO$_2$-Verteilung weist mehrere Knicke auf.

Beurteilung: Im Sauerstoffdruckfeld sind die Sauerstoffdruckwerte unter 20 Torr vermehrt, was für eine Hypoxie spricht. Es findet sich aber ein im Normbereich liegender mittlerer Sauerstoffdruck bei starken Sauerstoffdruckänderungen von Meßpunkt zu Meßpunkt, was auf eine gleichzeitig vorliegende starke Vascularisierung hinweist.

Zusammenfassung: Polyneuritis mit schlaffen Paresen distal und symmetrisch an den oberen und unteren Extremitäten. Elektromyographisch und neurographisch finden sich die Zeichen einer ausgeprägten peripheren neurogenen Schädigung mit Verlängerung der motorischen Nervenleitungsgeschwindigkeit. Muskelbioptisch ist neben der frischeren und z. T. auch älteren neurogenen Atrophie das Fehlen einer Anpassungshypertrophie und die deutliche sekundäre Degeneration in den denervierten motorischen Einheiten bemerkenswert.

Im Sauerstoffdruckfeld finden sich neben einer Hypoxie Zeichen, die für eine starke Vascularisierung sprechen, was im Einklang mit dem bioptischen Befund steht.

Prot. Nr. 38. M., H. m. geb. 22. 6. 18, Leipzig.

Diagnose: Dystrophische, asymmetrische Polyneuropathie bei chronischem Alkoholabusus mit distalen Paresen.

Vorgeschichte und Klinik: Erstmals vor einem Jahr hat vorübergehend eine Schwäche in Beinen bestanden. Seitdem zunehmende distale Paraesthesien an oberen und unteren Extremitäten. Es fanden sich asymmetrische, vorwiegend distale Paresen und leichte Muskelatrophien an oberen und unteren Extremitäten. Insbesondere waren von den Paresen die Zehen- und Fußextensoren und die Kniegelenksextensoren betroffen. Hyperaesthesie und Hyperalgesie am stärksten an Füßen und Händen.

Biochemische Untersuchungen: Liquor o. B., kein Anhalt für Muskelzerfall mit CPK-Steigerung. Keine Erhöhung der übrigen Serumfermentaktivitäten.

EMG und ENG. In der Muskulatur der unteren Extremitäten findet sich proximal und distal Spontanaktivität im Sinne von positiven und biphasischen Denervationspotentialen, an einzelnen Stellen auch positive sharp waves. Bei maximaler Willkürkontraktion ist ein rarefiziertes Entladungsmuster der motorischen Einheiten mit vermehrten polyphasischen und verbreiterten Einzelpotentialen vorhanden. In der Hand- und Armmuskulatur findet sich keine Denervationsaktivität, aber ein leicht rarefiziertes Entladungsmuster mit z. T. polyphasischen Einzelpotentialen.

Neurographie: Die motorische NLG beträgt für den N. peronaues re. 47,0 m/sec, N. peronaeus li. 47,0 m/sec, N. medianus re. 48,0 m/sec, N. medianus li. 48,0 m/sec.

Beurteilung: Periphere neurogene Erkrankung mit Schwerpunkt distal an den unteren Extremitäten. Keine verlängerten motorischen Nervenleitungsgeschwindigkeiten.

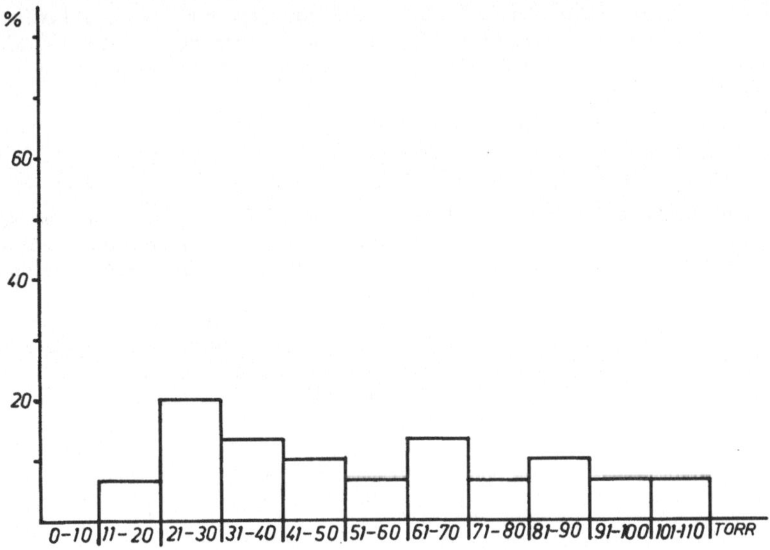

Abb. 57. Prozentuale, lineare Sauerstoffdruckverteilung. (30 Einzelmessungen)

pO$_2$-Feld (s. **Abb. 57**). M. tib. ant. li.: In der Häufigkeitsverteilung der pO$_2$-Werte finden sich zwar in den Gruppen 0—20 Torr 6,7% aller gemessenen Werte, was noch im Normbereich liegt (Normbereich 9,3 ± 4,6%), das Maximum aller gemessenen Werte liegt mit 20% in der Gruppe von 21—30 Torr, aber in den Gruppen 61—110 Torr sind relativ viele Werte vorhanden, so daß insgesamt eine Verschiebung zu den höheren Werten resultiert. Dem entspricht auch der mit 54,2 Torr deutlich erhöhte mittlere pO_2. In der logarithmischen pO_2-Verteilung ist ein deutlicher Knick bei 46 Torr vorhanden.

Beurteilung: Im Sauerstoffdruckfeld sind im Vergleich mit den normalen Verteilungen auffallend viele Werte in den Gruppen 61—110 Torr vorhanden, dem entspricht ein deutlich erhöhter mittlerer Sauerstoffdruck.

Zusammenfassung: Dystrophische asymmetrische Polyneuropathie mit schlaffen Paresen, leichten Muskelatrophien und Sensibilitätsstörungen mit Schwerpunkt distal an den unteren Extremitäten und einer peripher-neurogenen Schädigung im EMG.

Die Sauerstoffdruckverteilung läßt mit einer relativen Häufung der Werte über 60 Torr und einem deutlich erhöhten mittleren Sauerstoffdruck eine starke Vascularisierung vermuten.

Prot. Nr. 42. Sch., L. m. geb. 20. 3. 05, Bad Vilbel.

Diagnose: Dystrophische Polyneuropathie und funikuläres Syndrom nach $^2/_3$ Magenresektion mit histaminrefraktärer Achylie (Malabsorptionssyndrom).

Vorgeschichte und Klinik: Seit 11 Jahren zunächst im rechten Bein, dann auch im linken allmählich Auftreten einer Schwäche, gelegentlich Kribbeln in den Füßen. Die Paraesthesien und Paresen haben sich vor einem Jahr verstärkt. Seit 6 Jahren bestehen auch eine Schwäche und Sensibilitätsstörungen an den Händen. Es fand sich eine schlaffe Paraparese der unteren und der oberen Extremitäten mit allgemeiner Areflexie. Muskelatrophien im Bereich des rechten Thenar und der Unterschenkelmuskulatur, rechts mehr als links. Außerdem gliedabschnittsweise begrenzte Hypaesthesie, Hypalgesie und Hypothermie, die nach distal an oberen und unteren Extremitäten zunimmt. Hinterstrangsausfälle bestanden bis in Brustwarzenhöhe bds.

Biochemische Untersuchungen: Leichte Liquoreiweißvermehrung, maximal auf 71,5 mg-% lumbal. Kein Anhalt für myolytischen Muskelzerfall mit CPK-Steigerung. Übrige Serumfermentaktivitäten nicht erhöht.

EMG und ENG. Positive und biphasische Denervationspotentiale und positive sharp waves, Fibrillationspotentiale, rarefiziertes Entladungsmuster der motorischen Einheiten bei maximaler Willkürkontraktion mit vermehrt polyphasischen Einzelpotentialen, proximal und distal an oberen und unteren Extremitäten, distal ausgeprägter.

Neurographie: Die motorische NLG beträgt für den N. medianus re. 50,0 m/sec, N. medianus li. 44,5 m/sec. Für den N. peronaeus läßt sich die NLG nicht bestimmen, da sich bei distaler Reizung kein Reizantwortpotential aus dem M. ext. dig. brevis ergibt. Die Latenzzeit bei Reizung des N. peronaeus am Fibulaköpfchen ist mit Werten über 40 msec wesentlich verlängert. Die Reizantwortpotentiale sind aufgesplittert und amplitudengemindert.

Beurteilung: Ausgeprägte peripher-neurogene Schädigung mit Schwerpunkt distal an den unteren Extremitäten. Verlängerung der motorischen NLG an den unteren Extremitäten.

Muskelbioptischer Befund. Biopsie aus dem M. antebrachii superficialis re.: Es findet sich eines diskrete Atrophie vereinzelter bis zu kleinen motorischen Untereinheiten gruppierter Muskelfasern. Einzelne davon sind im Sinne einer Muskeleinzelfasernekrose oder -myolyse verändert (Abb. 58).

Beurteilung: Es handelt sich um eine diskrete neurogene Atrophie mit Muskelfaserdegeneration.

pO_2-Feld (s. Abb. 59). M. tib. ant. li.: In der Häufigkeitsverteilung der Sauerstoffdruckwerte finden sich in den Gruppen 0—20 Torr 14,3% und in der Gruppe 21 bis 30 Torr 28,6% als Maximum aller Werte. Der mittlere pO_2 liegt mit 43,6 Torr im oberen Normbereich. Auffällig ist in der Verteilung, daß es eine relative Häufung in der Gruppe 71—80 Torr und 91—100 Torr gibt. Diese hat aber noch nicht zu einer Erhöhung des mittleren pO_2 geführt. In der logarithmischen pO_2-Verteilung findet sich fast eine angenäherte Gerade, die Kurve weist aber bei 46 Torr und 60 Torr einen Knick auf.

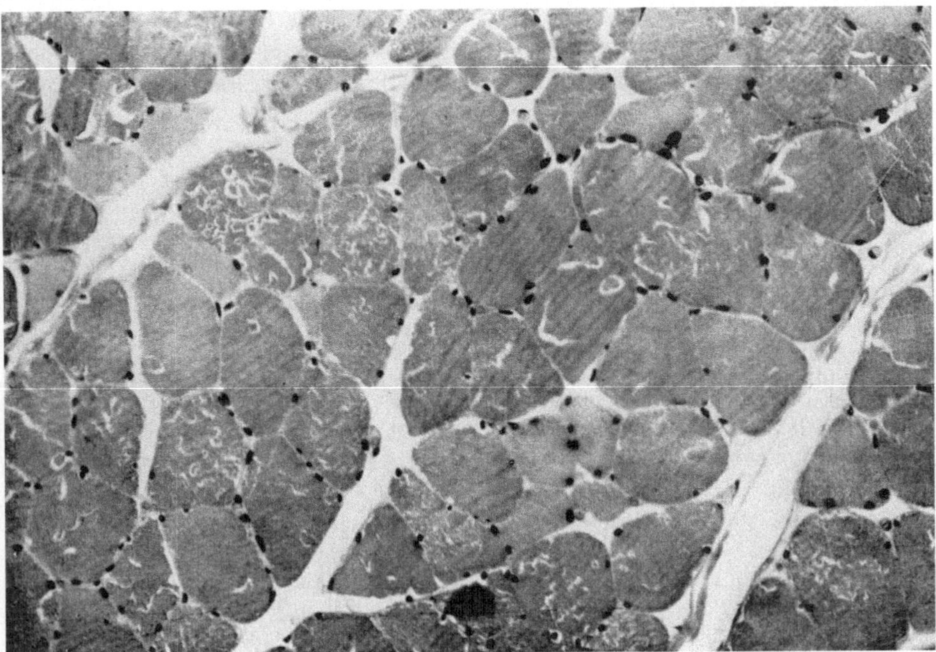

Abb. 58. Diskrete neurogene Degeneration mit Kernaktivierung in den betroffenen Muskelfasern bei metabolischer Polyneuropathie (Malabsorptionssyndrom). (Masson-Goldner, Mikr.-Verg. 200fach auf 24 × 36)

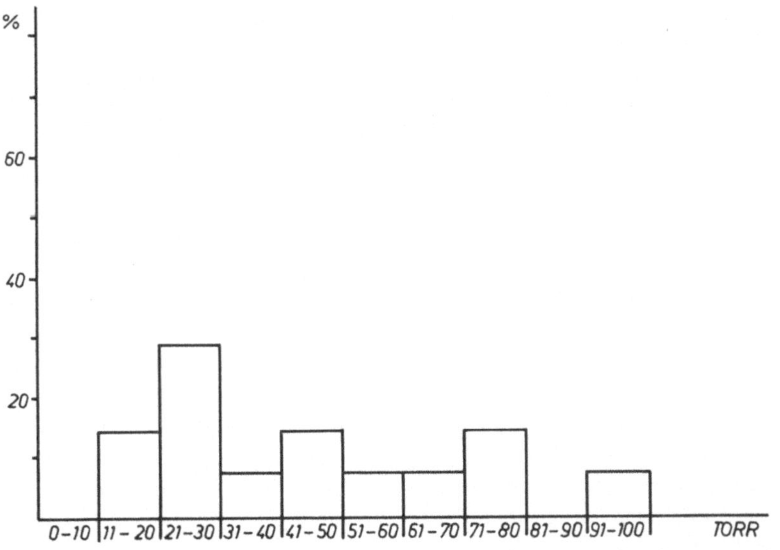

Abb. 59. Prozentuale, lineare Sauerstoffdruckverteilung. (14 Einzelmessungen)

Beurteilung: Im Sauerstoffdruckfeld noch keine wesentlichen Abweichungen von der physiologischen Verteilung der Sauerstoffdruckwerte.

Zusammenfassung: Dystrophische Polyneuropathie mit motorischen und sensiblen Ausfällen, vor allen Dingen an den unteren Extremitäten, wo sich auch eine periphere neurogene Schädigung im EMG und ENG findet. Der muskelbioptische Befund aus dem M. antebrachii superficialis zeigt eine ganz diskrete neurogene Atrophie. Das Sauerstoffdruckfeld im M. tib. ant. weist noch keine wesentlichen Abweichungen von der physiologischen Verteilung der Sauerstoffdruckwerte auf.

Prot. Nr. 37. G., M. w. geb. 27. 4. 04, Gießen.

Diagnose: Diabetische Polyneuropathie.

Vorgeschichte und Klinik: Seit 9 Jahren besteht bei der Patientin ein mittelschwerer familiärer Diabetes, der anfangs mit oralen Antidiabetica und in den letzten 2 Jahren mit 50 Einh. Depot-Insulin behandelt wurde.

Es fand sich eine geringgradige Parese des linken und eine hochgradige schlaffe Parese des rechten Beines. Angedeutete Atrophie der Unterschenkelmuskulatur rechts. Die Sensibilität war unterhalb der Kniee für alle Qualitäten herabgesetzt. Eigenreflexe an den unteren Extremitäten nicht auslösbar.

Biochemische Untersuchungen: Leichte Liquoreiweißerhöhung, auf 82 mg-% lumbal. Kein Anhalt für Muskelzerfall mit CPK-Steigerung. Übrige Serumfermentaktivitäten ebenfalls nicht erhöht.

EMG und ENG. In der Muskulatur der unteren Extremitäten proximal und distal, aber distal betont positive und biphasische Denervationspotentiale und positive sharp waves. Die sharp waves haben eine hohe Amplitude (um 200 μV) und werden in der Unterschenkelmuskulatur z. T. in Serien entladen. Im M. tib. ant. re. und im M. ext. dig. longus und brevis re. keine motorischen Einheiten. In der übrigen Muskulatur der unteren Extremitäten nach distal hin zunehmende Rarefizierung des Entladungsmusters mit polyphasischen Einzelpotentialen. In der Handmuskulatur ebenfalls Denervationspotentiale bei rarefiziertem Entladungsmuster.

Neurographie: Die motorische LNG beträgt für den N. peronaeus re. 38,3 m/sec, N. peronaeus li. 39,2 m/sec und den N. medianus re. 55,0 m/sec.

Beurteilung: Ausgeprägte peripher-neurogene Schädigung mit Verlängerung der motorischen Nervenleitungsgeschwindigkeiten an den unteren Extremitäten.

pO_2-Feld (s. Abb. 60 u. 61). M. tib. ant. li.: In der Verteilung der pO_2-Werte ist mit 22% aller Werte eine Häufung in den Klassen 0—20 Torr vorhanden. In den Gruppen 11—20 Torr und 41—50 Torr finden sich nahezu die gleiche Anzahl von Werten (um 21%), so daß neben einer leichten Häufung der Werte unter 20 Torr auch eine Vermehrung der höheren O_2-Drucke vorliegt. Der mittlere pO_2 liegt mit 44,6 Torr noch im oberen Normbereich. Beim Ausmessen des pO_2-Feldes finden sich von Meßpunkt zu Meßpunkt Sauerstoffdruckveränderungen von 3—50 Torr. In der logarithmischen pO_2-Verteilung zeigt sich ein mehrfach geknickter Verlauf (bei 21 Torr, 38 Torr, 48 Torr, 90 Torr).

Beurteilung: Im Sauerstoffdruckfeld finden sich Zeichen für das Vorliegen einer Hypoxie neben denen, die für eine starke Vascularisierung sprechen. Der mittlere Sauerstoffdruck liegt an der oberen Grenze der Norm, beim Ausmessen des pO_2-Feldes ergeben sich große Sauerstoffdruckänderungen. Die logarithmische pO_2-Verteilung ist mehrfach geknickt.

Zusammenfassung: Diabetische Polyneuropathie mit einer rechtsbetonten schlaffen Paraparese der unteren Extremitäten und distalen Sensibilitätsstörungen und einer entsprechenden peripher-neurogenen Schädigung mit Verlängerungen der motorischen NLG. Im Sauerstoffdruckfeld finden sich neben Zeichen, die für eine Hypoxie sprechen, Hinweise, die auf eine starke Vascularisierung schließen lassen.

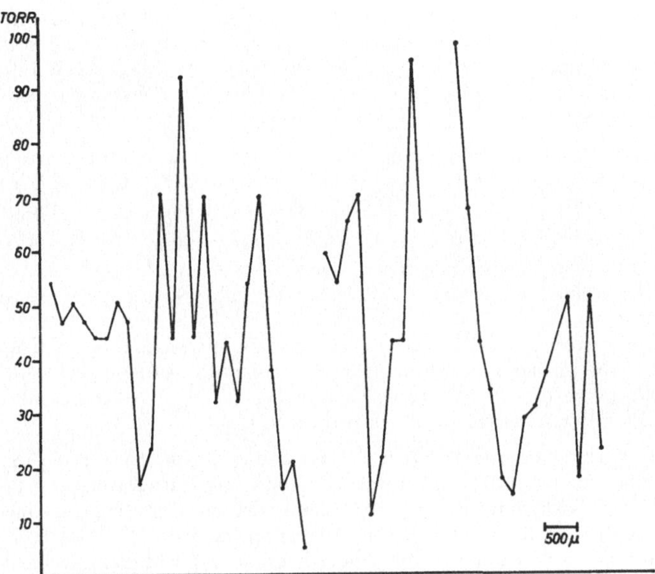

Abb. 60. Sauerstoffdruckänderung in Abhängigkeit von der Meßpunktentfernung

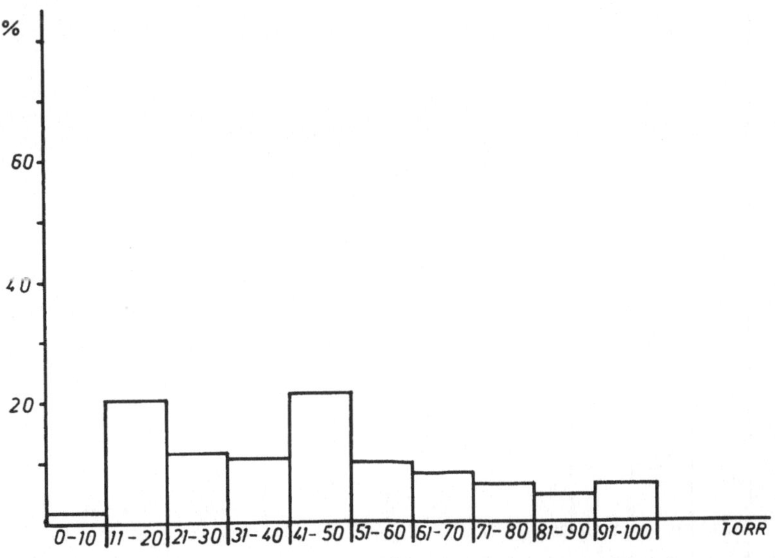

Abb. 61. Prozentuale, lineare Sauerstoffdruckverteilung. (113 Einzelmessungen)

Prot. Nr. 25. B., W. m. geb. 16. 11. 35, Lang-Göns/Hessen.

Diagnose: Diabetische Polyneuropathie und Angiopathie mit thrombotischem Verschluß der linken Art. carotis int.

Vorgeschichte und Klinik: Im Alter von 5 Jahren wurde bei dem Patienten eine Diabetes mellitus festgestellt und auf Insulin eingestellt. 14 Tage vor der Aufnahme kam es zu einer Schwäche des rechten Armes, die innerhalb von 2 Tagen bis zur Paralyse fortschritt und einige Tage später traten cerebrale Anfälle auf.

Bei der Aufnahme befand sich der Patient im Koma diabeticum, es bestand eine rechtsseitige Hemiparese. Unter entsprechender Therapie kam es zu einer Besserung der Hemiparese und der corticalen Funktionen. Am peripheren Nervensystem lassen sich außer einer Areflexie (fehlende ASR) auch in der Folgezeit keine klinisch manifesten motorischen und sensiblen Ausfälle nachweisen.

Biochemische Untersuchungen: Lediglich bei der Aufnahme, die im Coma erfolgte, mit 10,0 mE/ml erhöhte CPK zu diesem Zeitpunkt auch erhöhte GOT, GPT und LDH im Serum. Bei späteren Kontrollen faden sich keine erhöhten Serumfermentaktivitäten mehr.

EMG und ENG. Distal an den oberen und unteren Extremitäten läßt sich eine neurogene Schädigung mit positiven und biphasischen Denervationspotentialen, einer Vermehrung der polyphasischen Potentiale und einem rarefizierten Entladungsmuster der motorischen Einheiten nachweisen.

Neurographie: Die motorische NLG beträgt für den N. peronaues re. 40,0 m/sec, N. peronaeus li. 40,5 m/sec, N. medianus re. 49,8 m/sec, N. medianus li. 48,0 m/sec.

Beurteilung: Diskrete periphere neurogene Schädigung distal an oberen und unteren Extremitäten mit leichter Verlängerung der motorischen NLG.

Muskelbioptischer Befund. Biopsie aus dem M. tib. ant. re.: Nur vereinzelt ganz kleine Gruppen von Muskelfasern, die eine beginnende Atrophie mit Kernaktivierung erkennen lassen. Besonders in der Trichromfärbung treten diese kleinen Fasergruppen durch ihre opaleszierende Färbung hervor. Keine nennenswerte Faserdegeneration.

Beurteilung: Ganz diskrete, beginnende periphere neurogene Schädigung. Keine Muskelfasernekrosen.

pO$_2$-Feld (s. Abb. 62). M. tib. ant. li.: In der Sauerstoffdruckverteilung ist mit 16,3% aller Werte noch keine wesentliche Vermehrung in den Gruppen 0—20 Torr

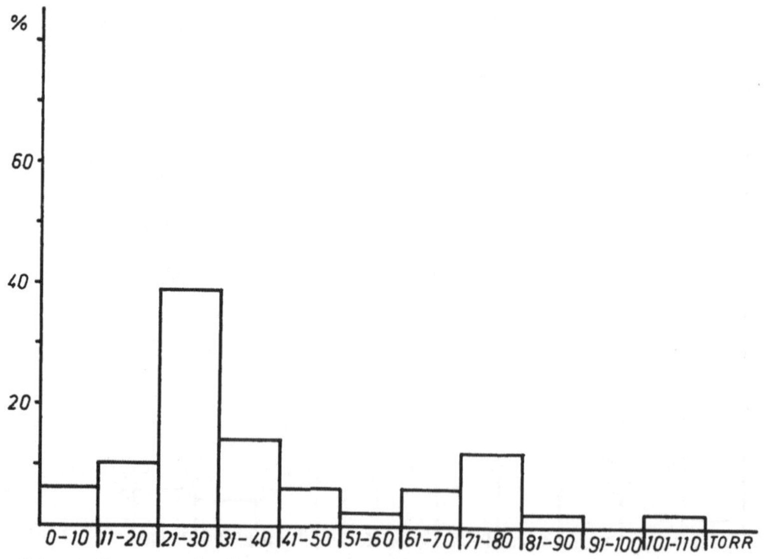

Abb. 62. Prozentuale, lineare Sauerstoffdruckverteilung. (49 Einzelmessungen)

vorhanden und der mittlere pO_2 liegt mit 36,4 Torr im Normbereich. Bei Ausmessung des pO_2-Feldes findet sich nur vereinzelt eine große pO_2-Änderung von Meßpunkt zu Meßpunkt. Es fällt auf, daß in der Gruppe 71—80 Torr 12,3% der Meßwerte vorhanden sind. In der logarithmischen pO_2-Verteilung mehrfach geknickter Verlauf (28 Torr, 38 Torr, 60 Torr).

Beurteilung: Im Sauerstoffdruckfeld noch keine deutliche Hypoxie. Der mittlere pO_2 liegt im Normbereich. Die logarithmische pO_2-Verteilung ergibt keine angenäherte Gerade.

Zusammenfassung: Ganz diskrete subklinische diabetische Polyneuropathie mit einer erst elektromyographisch, neurographisch und bioptisch-histologisch nachweisbaren diskreten peripheren neurogenen Schädigung, distal an den oberen und unteren Extremitäten. Thrombotischer Verschluß der linken Art. carotis intera. Im Sauerstoffdruckfeld noch keine deutliche Hypoxie, ebenfalls fehlen eindeutige Hinweise für eine stärkere Vascularisierung, so daß wesentliche Abweichungen von der physiologischen Sauerstoffdruckverteilung noch nicht nachzuweisen waren.

Prot. Nr. 45. A., L. w. geb. 2. 2. 06, Hirschberg.

Diagnose: Entzündliche Polyneuritis mit Guillain-Barré'schem Liquorsyndrom. Diabetes mell. latens.

Vorgeschichte und Klinik: Vier Wochen vor der Aufnahme am 24. 10. 66, Unsicherheit und Schweregefühl in den Beinen. Es fanden sich bei der Aufnahme erhebliche Paresen der proximalen Muskulatur, nur geringe Paresen der distalen Muskulatur an den unteren Extremitäten, Muskelatrophien waren insbesondere an der Unterschenkelmuskulatur nicht vorhanden. Sensibilitätsstörungen distal an den unteren Extremitäten. PSR und ASR bds. nicht auslösbar.

Biochemische Untersuchungen: Guillain-Barré'sches Liquorsyndrom. Kein Anhalt für myolytischen Prozeß mit CPK-Steigerung. Übrige Serumfermentaktivitäten ebenfalls nicht erhöht. Im lumbalen Liquor 90 mg-% Eiweiß.

EMG und ENG. Proximal und distal in der Muskulatur der unteren Extremitäten positive und biphasische Denervationspotentiale, rarefiziertes Entladungsmuster der motorischen Einheiten, das z. T. aus polyphasischen Potentialen besteht. An den oberen Extremitäten proximal und distal unauffälliger Befund.

Neurographie: Die motorische NLG beträgt für den N. peronaeus re. 50,5 m/sec, N. peronaeus li. 46,5 m/sec, N. medianus re. 50,0 m/sec.

Beurteilung: Periphere neurogene Schädigung an den unteren Extremitäten ohne Verlängerung der motorischen NLG.

In zahlreichen analogen Fällen zeigt sich, daß bei der Guillain-Barré'schen Polyneuritis eine neurogene Atrophie im Muskel nicht entsteht, sondern lediglich eine leichte Faserdegeneration mit Aktivierung der Muskelzellkerne. Das entspricht der unvollständigen Denervation bei reiner Markscheidendegeneration im Falle dieser entzündlichen Form der Polyneuritis (s. auch die normalen NLG).

pO_2-Feld (s. Abb. 63). M. tib. ant. li.: In der pO_2-Verteilung ist mit 15,4% aller Werte in den Gruppen 0—20 Torr hier noch keine Vermehrung gegeben. Das Maximum der Gruppenhäufigkeit aller Werte liegt mit 22,4% aller Werte in der Gruppe 21—30 Torr. Daneben fällt aber eine relative Häufung in den höheren Gruppen auf, 51—60 Torr: 14,1%, 61—70 Torr: 16,5%. Entsprechend dieser Rechtsverschiebung in der Verteilung ist der mittlere pO_2 mit 47,7 Torr erhöht. Bei der Ausmessung des pO_2-Feldes finden sich z. T. große pO_2-Änderungen (bis 40 Torr) von

Meßpunkt zu Meßpunkt. Diese Änderungen, soweit sie mit einer Doppelnadelelektrode (Elektrodenabstand um 60 µ) gemessen sind, verlaufen von Meßpunkt zu Meßpunkt an beiden Elektroden vorwiegend gleichsinnig. In der logarithmischen pO_2-Verteilung zeigt sich ein Knick bei 30 Torr.

Beurteilung: Im Sauerstoffdruckfeld lassen die Verteilung der Werte und der erhöhte mittlere Sauerstoffdruck auf eine starke Vascularisierng schließen. Eine Hypoxie findet sich nicht.

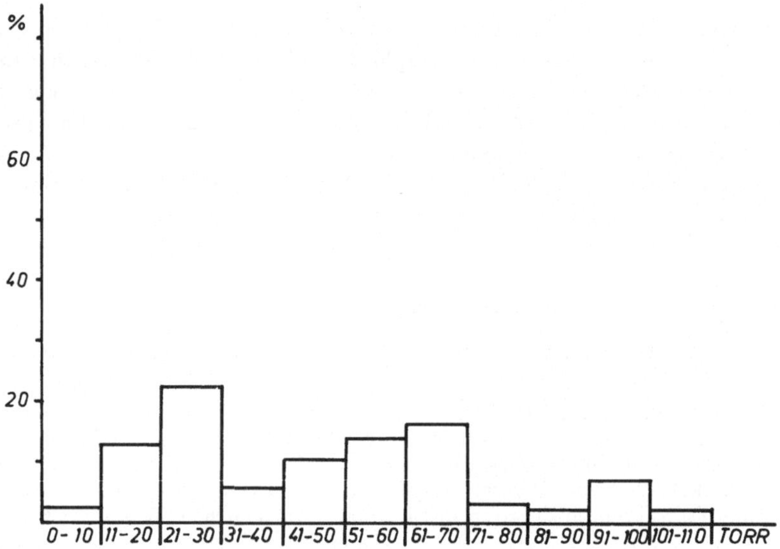

Abb. 63. Prozentuale, lineare Sauerstoffdruckverteilung. (85 Einzelmessungen)

Zusammenfassung: Entzündliche Polyneuritis mit schlaffen Paresen an den unteren Extremitäten und einer peripher-neurogenen Schädigung im EMG, ohne Verlängerung der motorischen Nervenleitungsgeschwindigkeiten. In solchen Fällen findet sich muskelbioptisch lediglich eine leichte Faserdegeneration mit Aktivierung der Muskelzellkerne.

Im Sauerstoffdruckfeld lassen die Verteilung der einzelnen Sauerstoffdruckwerte und der erhöhte mittlere Sauerstoffdruck auf eine starke Vascularisierung schließen.

Prot. Nr. 36. R., M. w. geb. 11. 11. 19, Steinfurt.

Diagnose: Morbus Boeck mit Encephalomeningopolyradiculopolyneuritis. Diabetes mellitus.

Vorgeschichte und Klinik: Vor einem halben Jahr Parese des linken Beines. Es fand sich eine doppelseitige Stauungspapille, eine linksseitige periphere Facialisparese, eine doppelseitige Abducensparese und eine durchgehende latente Hemiparese links. Keine Muskelatrophien, insbesondere nicht in der Unterschenkelmuskulatur.

Biochemische Untersuchungen: Keine Erhöhungen der Serumfermentaktivitäten CPK, GOT, GPT, LDH. Im lumbalen Liquor 96 mg-⁰/o Eiweiß bei 56/3 Zellen.

EMG und ENG. An den unteren Extremitäten nach distal hin zunehmend positive und biphasische Denervationspotentiale, aber keine positiven sharp waves. Bei maximaler Willkürkontraktion leicht rarefiziertes Entladungsmuster mit z. T. polyphasischen und verbreiterten

Einzelpotentialen, die eine leicht überhöhte Amplitude aufweisen. Denervationsaktivität, polyphasische Einzelpotentiale bei einem rarefizierten Entladungsmuster und Spontanentladungen im Sinne eines Spasmus facialis finden sich auch in der linksseitigen Facialismuskulatur.

Neurographie: Die motorische NLG beträgt für den N. peronaeus re. 42,3 m/sec, N. peronaeus li. 41,7 m/sec. Dabei ist das Reizantwortpotential aus dem M. ext. dig. brevis deutlich aufgesplittert und verbreitert. Die motorische NLG beträgt für den N. medianus re. 50,0 m/sec, für den N. medianus li. 45,7 m/sec.

Beurteilung: Periphere neurogene Schädigung mit Verlängerung der motorischen NLG an den unteren Extremitäten. Diskrete neurogene Schädigung an den oberen Extremitäten distal li. mehr als re. und ausgeprägte neurogene Schädigung der Facialismuskulatur links.

pO$_2$-Feld (s. Abb. 64). M. tib. ant. li.: In der Sauerstoffdruckverteilung findet sich eine deutliche Verschiebung zu den höheren pO$_2$-Werten hin. In den Gruppen 31 bis 40 Torr und 101—110 Torr beträgt die Häufigkeit der Werte 19,1% und in den Gruppen 21—30 Torr und 81—90 Torr: 14,3%. Dementsprechend resultiert ein mit 66,1 Torr stark erhöhter mittlerer pO$_2$. In der logarithmischen pO$_2$-Verteilung findet sich ein Knick bei 57 Torr und bei 72 Torr.

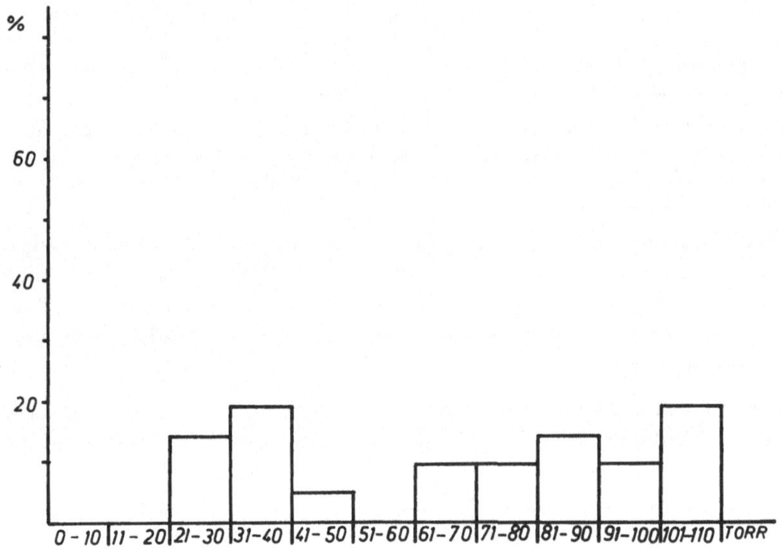

Abb. 64. Prozentuale, lineare Sauerstoffdruckverteilung. (21 Einzelmessungen)

Beurteilung: Im Sauerstoffdruckfeld findet sich eine Verschiebung zu den höheren Werten hin mit stark erhöhtem mittlerem Sauerstoffdruck.

Zusammenfassung: Morbus Boeck mit Encephalomeningopolyradiculopolyneuritis und Diabetes mellitus. Neben Hirnnervenausfällen, einer latenten Hemiparese li. und entzündlichen Liquorveränderungen findet sich elektromyographisch und neurographisch eine periphere neurogene Schädigung mit Verlängerung der motorischen NLG an den unteren Extremitäten.

Im Sauerstoffdruckfeld zeigt sich eine Verschiebung der Häufigkeitsverteilung der einzelnen Sauerstoffdrucke zu den höheren Werten hin mit einem dementsprechend stark erhöhten mittleren Sauerstoffdruck, was, wie auch bei anderen Fällen mit frischer Denervation, eine verstärkte Vascularisierung annehmen läßt.

Prot. Nr. 40. R., H. m. geb. 27. 9. 03, Gedern.

Diagnose: Myatrophische Lateralsklerose, primär spastische Form ohne bulbäre Manifestation.

Vorgeschichte und Klinik: Der Patient wurde wegen Verdacht auf das Vorliegen eines apoplektischen Insultes von einem auswärtigen Krankenhaus eingewiesen. Es fanden sich eine linksbetonte Tetraspastik mit Muskelatrophien an der Hand- und Fußmuskulatur und Muskelfasciculationen an der Oberarm-, Oberschenkel- und Unterschenkelmuskulatur. Eine bulbäre Beteiligung war nicht vorhanden. Seit wann diese Tetraspastik mit Muskelatrophien bestand, war nicht bekannt.

Biochemische Untersuchungen: Kein Anhalt für Myolyse mit CPK-Steigerung. Übrige Serumfermentaktivitäten ebenfalls nicht erhöht.

EMG und ENG. Generalisiert proximal und distal an oberen und unteren Extremitäten fanden sich verbreiterte und amplitudenüberhöhte Potentiale bei einem deutlich rarefizierten Entladungsmuster bei maximaler Willküraktivität. Spontanaktivität war in Form von positiven und biphasischen Denervationspotentialen und Fasciculationspotentialen, mit niedriger Entladungsfrequenz nachzuweisen. Als Ausdruck der vorhandenen spastischen Tonuserhöhung fand sich eine Dehnungsaktivität.

Neurographie: Die motorische NLG beträgt für den N. peronaeus re. 47,0 m/sec, N. peronaeus li. 48,5 m/sec, N. tibialis 47,5 m/sec, N. medianus re. 52,5 m/sec.

Beurteilung: Generalisierte neurogen-nucleäre Erkrankung ohne Hirnnervenbeteiligung und ohne Verlängerungen der motorischen NLG.

Muskelbioptischer Befund. Biopsie aus dem M. tib. ant. li.: Im ganzen noch normal aufgebaute Muskulatur mit einzelnen Subunitsatrophien und einzelnen myogenen Riesenzellen.

Beurteilung: Diskrete neurogene Atrophie ohne Umbau mit Zeichen älterer und geringerer diskreter Subunitsatrophie.

pO$_2$-Feld. M. tib. ant. li.: Die Ausmessung des O$_2$-Druckfeldes konnte bei diesem Patienten nicht durchgeführt werden, da die Nadelspitzen durch die Fasciculationen, die außerdem nun durch die mechanische Irritation der Fasern gehäuft auftraten, immer wieder beschädigt wurden. Der mit der pO$_2$-Nadel gemessene Strom stieg dabei sprunghaft an. Ein Bespiel ist auf Abb. 17 dargestellt.

Zusammenfassung: Primär spastische Form einer myatrophischen Lateralsklerose ohne bulbäre Beteiligung mit den Zeichen einer neurogen-nucleären Schädigung im EMG und einer diskreten neurogenen Atrophie in der Biopsie. Infolge ausgeprägten Fasciculierens konnte das Sauerstoffdruckfeld nicht ausgemessen werden.

4. Tabellarische Zusammenstellung der Untersuchungsergebnisse an Patienten

Prot. Nr.	Diagnose	Fermentstatus	EMG, ENG	Muskelbiopsie	Sauerstoffdruckfeld				
						Häufigkeitsverteilung			
					Pot.[a]	Maximum (Gruppe)	0—20 Torr (%)	Mittlerer pO_2 (Torr)	Hypoxie
				Untersuchungen bei Patienten mit Myopathien (s. Abb. 66)					
20	Atypische proximale Myopathie (familiär). Muskelglykogenose im Erwachsenenalter.	Erhöhung der CPK-Aktivität vor und nach Belastung.	General. prox. an oberen und unteren Extremitäten betonte myogene Schädigung mit Spontanaktivität z. T. Burst-Entladungen.	M. pectoralis, M. quadriceps: Sarkoplasmaerkrankungen der Muskelfasern mit sekundärer Fibrillolyse und Ablagerung von Speichersubstanzen, die zu einer vacuoligen Degeneration führen. Einzelfasernekrosen. Beginnender bindegewebiger Umbau.	+	21—30	70,5	16,3	+
20	Polymyositis	Erhöhung der CPK-Aktivität vor und nach Belastung.	General. herdförmige myogene Schädigung.	M. deltoides, M. tib. ant.: frischer bei späteren Kontrollen vernarbender fleckförmiger Faseruntergang bei chronischer Polymyositis.	+	0—10	67,2	17,6	+

[a] Vor oder während der Messung erfolgte die Messung des Potentialsprunges, s. S. 27.

4. Tabellarische Zusammenstellung (Fortsetzung)

Prot. Nr.	Diagnose	Fermentstatus	EMG, ENG	Muskelbiopsie	Sauerstoffdruckfeld				
					Pot. [a]	Häufigkeitsverteilung			Hypoxie
						Maximum (Gruppe)	0—20 Torr (%)	Mittlerer pO$_2$ (Torr)	
21	Akute bis chronisch verlaufende Polymyositis.	Erhöhung der CPK-Aktivität vor und nach Belastung *nicht* vorhanden.	General. herdförmige myogene Schädigung mit deutlichem pseudomyasthenischem Effekt.	M. quadriceps: Parenchymatöse Polymyositis. Beginnende Regeneration und beginnende Vernarbung, kein läppchenförmiger Umbau.	+	0—10 11—20	67,4	24.6	+
29	Myosklerose auf chronisch-entzündlicher Basis, mit dystrophieähnlicher generalisierter proximal betonter atrophisierender Myopathie.	Erhöhung der CPK-Aktivität vor und nach Belastung.	General. herdförmige myogene Schädigung.	M. pectoralis: diss. Einzelfasermyolysen und primäre Hyalinose. M. tib. ant.: hochgradiger Umbau über eine Vernarbung mit starker Capillarisierung. Zahlreiche Einzelfasernekrosen und -myolysen.	+	11—20	50,0	26,8	+

Prot. Nr.	Diagnose	Fermentstatus	EMG, ENG	Muskelbiopsie	Sauerstoffdruckfeld				
						Häufigkeitsverteilung			
					Pot. [a]	Maximum (Gruppe)	0—20 Torr (%)	Mittlerer pO_2 (Torr)	Hypoxie
30	Myosklerose auf chronisch-entzündlicher Basis, mit dystrophie-ähnlicher generalisierter proximal betonter atrophisierender Myopathie. (Pat. wie Prot. Nr. 29)	Erhöhung d.CPK-Aktivität vor und nach Belastung	General. herdförmige myogene Schädigung.	M. pectoralis: diss. Einzelfasermyolysen und primäre Hyalinose. M. tib. ant.: hochgradiger Umbau über eine Vernarbung mit starker Capillarisierung. Zahlreiche Einzelfasernekrosen und -myolysen.	+	ohne Maximum	3,6	53,8 (— M. ext. dig. communis —)	∅
31	Dermatomyositis	Keire F.A.-Steigerung.	General. ausgeprägte myogene Schädigung.	M. tib. ant.: chronisch Polymyositis mit Fibrillolyse und beginnender Vernarbung bei Dermatomyositis. Ungleichmäßige Parenchymdegeneration, vereinzelt Partialnekrosen der Muskelfasern.	+	0—10	79,7	14,5	+

[a] Vor oder während der Messung erfolgte die Messung des Potentialsprunges, s. S. 27.

7*

4. Tabellarische Zusammenstellung (Fortsetzung)

Prot. Nr.	Diagnose	Fermentstatus	EMG, ENG	Muskelbiopsie	Sauerstoffdruckfeld				
						Häufigkeitsverteilung			
					Pot. [a]	Maximum (Gruppe)	0—20 Torr (%)	Mittlerer pO_2 (Torr)	Hypoxie
32	Dermatomyositis (Pat. wie Prot. Nr. 31)	Keine F.A-Steigerung.	General. ausgeprägte myogene Schädigung.	M. tib. ant.: chronisch Polymyositis mit Fibrillolyse und beginnender Vernarbung bei Dermatomyositis. Ungleichmäßige Parenchymdegeneration, vereinzelt Partialnekrosen der Muskelfasern.	+	11—30	12,2	40,6 (— M. ext. dig. communis —)	⌀
41	Progressive Muskeldystrorecessiven Beckengürteltyp (Duchenne).	Erhöhung der CPK-Aktivität vor und nach Belastung.	General. myogene Schädigung.	M. tib. ant.: sklerotischer läppchenf. Umbau a. d. Boden einer Muskelfaserdegeneration.	+	31—40	6,8	47,8	⌀
51	Progressive Muskeldystrophie vom autosomal recessiven Beckengürteltyp.	Leichte Erhöhung der CPK nach Muskelarbeit bei nicht erhöhten Ausgangswerten.	Generalisierter myopathischer Befund. Burstaktivität in der proximalen Muskulatur NLG im Rahmen der Norm.	M. tibialis ant.: typische myopathische Veränderungen mit beginnendem sklerotischem Umbau.	+	0—10	56,8	20,6	+

Prot. Nr.	Diagnose	Fermentstatus	EMG, ENG	Muskelbiopsie	Sauerstoffdruck-Feld				
						Häufigkeitsverteilung			
					Pot. [a]	Maximum (Gruppe)	0—20 Torr (%)	Mittlerer pO$_2$ (Torr)	Hypoxie
48	Progressive Muskeldystrophie vom dominant erblichen Gliedergürteltyp im fortgeschrittenen Stadium.	Keine wesentliche Erhöhung der CPK nach Muskelarbeit.	Sehr ausgeprägter myopathischer Befund mit Burstaktivität in der proximalen Muskulatur NLG im Rahmen der Norm.	M. tib. ant.: Sehr ausgeprägte myopathische Veränderungen bei fortgeschrittenem sklerotischem läppchenförmigem Umbau.	+	0—10	51,8	33,2	+
39	Myotonische Dystrophie (Curschmann-Steinert) mit deutlicher akrodistaler Myatrophie u. peronaealparetischem Gang.	Keine F.A.-Steigerungen vor und nach Belastung.	Ausgeprägte generalisierte myogene Schädigung. mit myotonen Burst-Entladungen.	Mit. tib. ant.: fibrillolytische Myopathie mit Vermehrung der zentralen Kerne, u. sog. Ringbinden-Phänomen bei myotonischer Dystrophie.	+	ohne Maximum	18,2	56,3	(+) verstärkte Vascularisierung
				Untersuchungen bei Patienten mit neurogenen Erkrankungen der Muskulatur (s. Abb. 67)					
24	Progressive spinale Muskelatrophie vom pseudopolyneuritischen Manifestationstyp. Generalisation.	Leichte Steigerung der CPK-Aktivität nach Belastung.	General. neurogene nucleäre Schädigung ohne Hirnnervenbeteiligung und ohne Verlängerung der motorischen NLG.	M. tib. ant.: ältere neurogene Gruppenatrophie vom Typ der nucleären Atrophie. Rarefizierung des Nervenfaserbestandes.	+	0—10	81,9	14,7	+

[a] Vor oder während der Messung erfolgte die Messung des Potentialsprunges, s. S. 27.

4. Tabellarische Zusammenstellung (Fortsetzung)

Prot. Nr.	Diagnose	Fermentstatus	EMG, ENG	Muskelbiopsie	Sauerstoffdruckfeld				
						Häufigkeitsverteilung			
					Pot. [a]	Maximum (Gruppe)	0—20 Torr ($^0/_0$)	Mittlerer pO$_2$ (Torr)	Hypoxie
46	Progressive spinale Muskelatrophie.	ohne Besonderheiten.	General. neurogene nucleäre Schädigung mit deutlichen Potentialaufsplitterungen. Keine Verlängerung der motorischen NLG.	M. quadriceps li.: fortgeschrittener Umbau der Muskelfasern bei typischer Gruppenatrophie. Muskelfaserdegeneration mit Einzelfasernekrosen. Käppchenförmiger narbiger Umbau.	+	0—10	64,5	17,4	+
18	Progressive spinale Muskelatrophie, pseudomyopathisch, proximal auf die unteren Extremitäten beschränkt.	Leicht erhöhte CPK-Aktivität besonders nach Belastung.	In den unteren Extremitäten proximal und distal ausgeprägte periphere neurogene Schädigung mit Verlängerung der motorischen NLG.	Neurogene Schädigung mit „target fibers“ und Einzelfasermyolysen. Schwerste Muskelfaserdegeneration.	+	21—40	29,6	33,3	+

Prot. Nr.	Diagnose	Fermentstatus	EMG, ENG	Muskelbiopsie	Sauerstoffdruckfeld				
						Häufigkeitsverteilung			
					Pot. [a]	Maximum (Gruppe)	0—20 Torr (%)	Mittlerer pO_2 (Torr)	Hypoxie
44	Progressive spinale Muskelatrophie vom pseudomyopathischen Typ mit ausgeprägten Muskelfaserdegenerationen.	CPK- und Transaminasen-Aktivität, bei verschiedenen Kontrollen geringfügig erhöht.	General. neurogen-nucleäre Schädigung mit vermehrten Potentialaufsplitterungen, NLG ist nicht verlängert.	M. tib. ant.: Schwere Muskelfaserdegeneration bei frischer neurogener Gruppenatrophie.	+	ohne Maximum	21,0	49,0	(+) verstärkte Vascularisierung
35	Myatrophische Lateralsklerose mit Hirnnervenbeteiligung, keine deutliche Atrophie in den Unterschenkelextensoren.	—	General. auch das Facialisgebiet betreffende neurogen-nucleäre Schädigung.	M. tib. ant. li.: typische neurogene nucleäre Atrophie mit Anpassungshypertrophie.	+	41—50	7,5	48,3	$\emptyset$ verstärkte Vascularisierung
43	Dystrophische, symmetrische Polyneuropathie mit Korsakow-Syndrom bei chronischem Alkoholismus.	Fermentaktivitäten nicht erhöht.	General. periphere neurogene Schädigung mit Verlängerung der motorischen NLG an oberen und unteren Extremitäten.	M. tib. ant.: fortgeschrittene neurogene Atrophie.	+	11—20 31—40	26,8	37,9	+ verstärkte Vascularisierung

[a] Vor oder während der Messung erfolgte die Messung des Potentialsprunges, s. S. 27.

4. Tabellarische Zusammenstellung (Fortsetzung)

Prot. Nr.	Diagnose	Fermentstatus	EMG, ENG	Muskelbiopsie	Sauerstoffdruckfeld				
						Häufigkeitsverteilung			
					Pot. [a]	Maximum (Gruppe)	0—20 Torr (%)	Mittlerer pO_2 (Torr)	Hypoxie
38	Dystrophische, symmetrische Polyneuropathie bei chronischem Alkoholabusus mit distalen Paresen.	Keine Steigerung der Serumfermentaktivitäten.	Proximal u. distal an den unteren Extremitäten u. in der Handmuskulatur peripherer neurogene Schädigung ohne Verlängerung der motorischen NLG	—	+	21—30	6,7	54,2	ϕ verstärkte Vascularisierung.
42	Dystrophische Polyneuropathie und funikuläres Syndrom nach $^2/_3$ Magenresektion mit histaminrefraktärer Achylie. (Malobsorptionssyndrom)	Keine Steigerung der Serumfermentaktivitäten.	Ausgeprägte periphere neurogene Schädigung mit Schwerpunkt distal an den unteren Extremitäten und Verlängerung der motorischen NLG	M. antebrach. superficialis diskrete neurogene Atrophie mit Muskelfaserdegenerationen.	+	21—30	14,3	43,6	ϕ
37	Diabetische Polyneuropathie mit schlaffen Paresen an den unteren Extremitäten.	Keine Steigerung der Serumfermentaktivitäten.	An den unteren Extremitäten distal und proximal und in der Handmuskulatur ausgeprägte periphere neurogene Schädigung. Verlängerung der motorischen NLG an den unteren Extremitäten.	—	+	11—20 41—50	22,0	44,6	(+) verstärkte Vascularisierung.

Prot. Nr.	Diagnose	Fermentstatus	EMG, ENG	Muskelbiopsie	Sauerstoffdruckfeld				
						Häufigkeitsverteilung			
					Pot. [a]	Maximum (Gruppe)	0—20 Torr (%)	Mittlerer pO_2 (Torr)	Hypoxie
25	Diabetische Neuropathie mit thrombotischem Verschluß der linken Art. carotis int. ohne isolierte Muskelatrophie.	Bei der Aufnahme (Koma) CPK-Aktivität erhöht, bei späteren Kontrollen nicht mehr.	Diskrete periphere neurogene Schädigung distal an oberen und unteren Extremitäten mit leichter Verlängerung der motorischen NLG.	M. tib. ant.: ganz diskrete, beginnende periphere neurogene Schädigung ohne Muskelfasernekrosen.	+	21—30	16,3	36,4	$\emptyset$
45	Entzündliche Polyneuritis vom Typ Guillain-Barré.	Keine Steigerung der Serumfermentaktivitäten.	Periphere neurogene Schädigung i. d. unteren Extremitäten ohne Verlängerung der motorischen NLG.	—	+	21—30	15,4	47,7	$\emptyset$ verstärkte Vascularisierung.
36	Encephalomeningopolyneuritis bei M. Boeck. Diabetes mellitus. Keine Muskelatrophie.	—	Periphere neurogene Schädigung besonders an den unteren Extremitäten mit Verlängerung der motorischen NLG.	—	+	ohne Maximum	$\emptyset$	66,1	$\emptyset$ verstärkte Vascularisierung.
40	Myatrophische Lateralsklerose, primär spastische Form.	Keine Steigerung der Serumfermentaktivitäten.	General. neurogen-nucleäre Schädigung ohne Hirnnervenbeteiligung.	M. tib. ant.: neurogene Atrophie ohne Umbau.	+	—	—	—	—

[a] Vor oder während der Messung erfolgte die Messung des Potentialsprunges, s. S. 27.

V. Besprechung der Ergebnisse

A. Das Sauerstoffdruckfeld in der ruhenden Skeletmuskulatur

Die Sauerstoffversorgung in der Muskulatur läßt sich nur beurteilen, wenn man die lokale Sauerstoffdruckverteilung — das Sauerstoffdruckfeld — kennt. Diese Sauerstoffdruckverteilung kann man in der Muskulatur in situ nur mit Platin-Nadelelektroden, die eine Spitze von nur wenigen μ haben, messen.

Mit der in dieser Arbeit beschriebenen Mikrotechnik zur Ausmessung des Sauerstoffdruckfeldes lassen sich auch lokale Hypoxien oder Anoxien in situ in der Muskulatur erfassen, wie sie von Lübbers u. Mitarb. spektrophotometrisch am Gehirn und an der Leber nachgewiesen werden konnten. Bei den spektrophotometrischen Methoden zur Messung des Redoxzustandes der Atmungsfermente (Chance u. Mitarb.; Bücher u. Klingenberg; Gibson u. Greenwood; Jöbsis; Lübbers) handelt es sich nur z. T. um Messungen in situ, die aber außerdem besonderer experimenteller Vorbereitungen bedürfen. Für Messungen im Skeletmuskel in situ, selbst unter experimentellen Bedingungen, wie sie nur im Tierexperiment gegeben wären, eignen sie sich aber nicht.

Erst unter Verwendung von Pt-Nadelelektroden mit einem Spitzendurchmesser von wenigen μ kann man von einer lokalen, nahezu punktförmigen Sauerstoffdruckmessung sprechen. Diese Elektroden haben nämlich infolge des geringen Stromes, der während der Messung fließt, einen sehr kleinen Einzugsbereich und die Sauerstoffdruckmessung bleibt so von Durchblutungsänderungen in der Umgebung der Nadelelektrode weitgehend unbeeinflußt.

Physikalisch einwandfreie, punktförmige absolute Sauerstoffdruckmessungen lassen sich allerdings nur mit der Impulsmethode durchführen (Davis u. Brink; Evans u. Naylor; Inch; Kunze; Lübbers; Olson u. Bracket).

Wenn auch mit solchen sehr dünnen Nadel-Pt-Elektroden impulsförmige Sauerstoffdruckmessungen möglich sind (Kunze), so sind doch meßtechnischer Aufwand und Vorbereitungen so umfangreich, daß für Untersuchungen an Patienten darauf verzichtet werden mußte.

Wird eine solche dünne Pt-Nadelelektrode nach der in dieser Arbeit beschriebenen Methode in die Muskulatur gebracht und vorsichtig in Schritten von etwa 100 μ in vertikaler Richtung senkrecht zum Muskelfaserverlauf vorgeschoben, dann werden von Meßpunkt zu Meßpunkt unterschiedliche Sauerstoffdrucke gemessen. Das ist angesichts des morphologischen Aufbaus des Muskels, insbesondere der Capillarverteilung (Krogh; Hammersen) durchaus verständlich. In Ermangelung von Meßwerten ging die quantitative Analyse der Sauerstoffversorgung der Gewebe von Modellvorstellungen aus, die zuerst von Krogh zusammen mit Erlang am Modell des Versorgungscylinders mit zentraler Capillare entwickelt wurden.

Mit inzwischen verbesserten und erweiterten theoretischen Analysen konnte gezeigt werden (LÜBBERS u. Mitarb.), daß die verschiedenen Modelle als Spezialfälle einer asymmetrischen Gegenstromverteilung in den Capillaren aufgefaßt werden müssen. Deshalb sagt ein einzelner in der Muskulatur gemessener Sauerstoffdruckwert über die Sauerstoffversorgung dieses Muskels nichts aus. Um über diese etwas aussagen zu können, ist es notwendig, einen ganzen Muskelbezirk Punkt für Punkt zu vermessen.

In der vorliegenden Arbeit ist dieses Sauerstoffdruckfeld im gut zugänglichen M. tibialis ant. des Menschen untersucht worden.

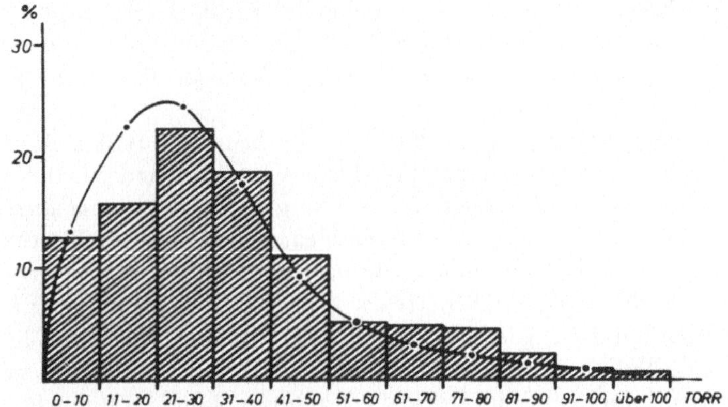

Abb. 65. Prozentuale, lineare Sauerstoffdruckverteilung sämtlicher Sauerstoffdruckwerte bei Muskelgesunden. In diese Darstellung hineinprojiziert ist eine prozentuale Häufigkeitsverteilung der Werte der Sauerstoffbindungskurve, bei der Annahme, daß der Sauerstoffverbrauch im Muskel bis um „Null" Torr herunter erfolgt. (815 Einzelmessungen)

Bei der Auswertung der Meßergebnisse (s. S. 34) wurden die Sauerstoffdruckwerte jeweils einer Untersuchung in Gruppen von 10 zu 10 Torr im Bereich von 0—110 Torr in einer prozentualen Häufigkeitsverteilung geordnet. Im gesunden Muskel zeigt diese Häufigkeitsverteilung eine zu den niedrigen Sauerstoffdrucken hin verschobenen Gipfel, wobei das Maximum der gemessenen Werte vorzugsweise in der Gruppe 21—30 Torr liegt (s. Tabelle 2, S. 37). Eine ähnliche Verteilung erhält man theoretisch, wenn man einen gleichmäßigen Sauerstoffverbrauch im Gewebe bis auf Null Torr herunter annimmt und dieses unter Berücksichtigung der Sauerstoffbindungskurve graphisch darstellt (s. Abb. 65). Diese Kurve aber, die der Verteilung der Sauerstoffdruckwerte in den einzelnen Gruppen von je 10 zu 10 Torr gut angenähert ist, entspricht der Form nach einer logarithmischen Normalverteilung. Bei Prüfung sämtlicher Sauerstoffdruckverteilungen mit statistischen Methoden (ZIEGLER, s. S. 40) fanden sich im gesunden Muskel angenähert solche logarithmischen Normalverteilungen, die sich im Wahrscheinlichkeitspapierskala/log pO_2-Koordinatensystem als angenäherte Gerade darstellen lassen.

Der mittlere Sauerstoffdruck im vermessenen Muskelbezirk (etwa 10 mm³) beträgt 38,1 ± 6,6 Torr (s. Tabelle 2, S. 37) und bezieht sich auf den ruhenden M. tib. ant. von muskelgesunden Personen im Alter von 27—59 Jahren. Damit entspricht er etwa dem mit anderen Methoden schon früher gemessenen mittleren Sauerstoffdruck im ruhenden Skeletmuskel (ANSCHÜTZ; STAINSBY u. OTIS; KRAMER u. Mitarb.).

Die Ausmessung der Druckfelder in vertikaler Richtung senkrecht zum Faserverlauf wird durch Messungen mit der Doppelnadelelektrode auch in horizontaler (faserparalleler) Richtung ergänzt (s. S. 20, 23, 24). Beim Vorschieben der Nadel in vertikaler Richtung werden sowohl Gebiete mit hohem als auch mit niedrigem Sauerstoffdruck erfaßt. An den beiden nebeneinander liegenden Elektroden der Doppelnadel, die den Sauerstoffdruck in faserparalleler Richtung messen, finden sich vorwiegend gleichsinnige, aber auch gegensinnige Sauerstoffdruckänderungen. Diese unterschiedlichen Sauerstoffdruckwerte an den verschiedenen Punkten des Sauerstoffdruckfeldes im ruhenden Muskel (M. tib. ant.) reflektieren das Capillarmuster, das nach HAMMERSEN aus parallel verlaufenden Netzen besteht, die durch Quermaschen miteinander verbunden sind. In diesem Netzwerk ist die Durchströmungsrichtung der Capillaren und damit das von diesen Capillaren her sich aufbauende Sauerstoffdiffusionsfeld sehr variabel.

Änderungen des lokalen Sauerstoffdruckes im ruhenden Muskel z. B. bei Drosselung der Blutzufuhr, Carbogenatmung, Hyperventilation und als Reaktion auf Pharmaka ließen sich nur vereinzelt (s. S. 42) verwerten, da es unter diesen experimentellen Bedingungen häufiger zu ganz leichten, unwillkürlichen Bewegungen des Unterschenkels, an dem die Untersuchung durchgeführt wurde, kam. Diese reichten aber schon aus, um die sehr empfindliche Spitze der Nadelelektrode unbrauchbar zu machen.

Bei arterieller Drosselung selbst über mehrere Minuten wurde im Muskel der Sauerstoffdruck „Null" nur vereinzelt gemessen, was im Zusammenhang mit der geringen Ruheatmung und mit dem O_2-Speicher am Myoglobin zu erklären ist.

B. Untersuchungen des Sauerstoffdruckfeldes im pathologisch veränderten ruhenden Muskel

Ist über die lokale Sauerstoffversorgung des normalen Skeletmuskels nur wenig bekannt, so weiß man auf diesem Gebiet beim pathologisch veränderten Muskel noch weniger. Messungen zur Sauerstoffversorgung am pathologisch veränderten menschlichen Muskel in situ liegen nicht vor. Globale Untersuchungen sind (ANDERS et al.; ASMUSSEN et al.; GROSSE-BROCKHOFF et al.; LARSSON et al.; McARDLE; BELLMAN u. ZETTERQUIST) für die Frage der lokalen Sauerstoffversorgung nicht zu verwerten.

Unter Verwendung solcher globalen Untersuchungsmethoden fand sich im neurogen geschädigten, d. h. denervierten Muskel eine Zunahme des Sauerstoff- und Glucoseverbrauches (LANGLEY u. ITAGAKI; HINES u. Mitarb.; SATO u. KASUGAI; HIROHASI; BASS; FERDMAN; TELEPNEVA).

Untersuchungen von DREYFUS an Patienten mit Myopathien ließen eine Zunahme des O_2-Verbrauches im myogen geschädigten Muskel vermuten.

Dem gesteigerten O_2-Verbrauch entspricht histochemisch eine Steigerung der Aktivität der mitochondrialen oxydativen Fermente, die ENGEL sowohl beim neurogen als auch myogen geschädigten Muskel nachweisen konnte.

Histologisch finden sich sowohl bei myogenen als auch bei neurogenen Erkrankungen sowie bei Intoxikationen und Zirkulationsstop in der Muskulatur segmentale Auflösungen der kontraktilen Substanz (Myolysen) mit Kernaktivierung, die bis zu Partialnekrosen der Muskelfasern führen können (ZENKER). Im besonderen Maße sind diese Einzelfasernekrosen aber bei endogenen und exogenen Myopathien und bei gewissen nucleär-neurogenen Affektionen nachzuweisen. Die Ursache dieser Einzelfasernekrosen ist aufgrund der derzeit vorliegenden Untersuchungen mit verschiedensten Methoden noch unklar.

Zur Beurteilung der lokalen Sauerstoffversorgung im pathologisch veränderten ruhenden Muskel ist es notwendig, die charakteristischen Größen des Sauerstoffdruckfeldes im gesunden Muskel zu kennen. Zu diesen Größen gehören die Form der Sauerstoffdruckverteilung, die mittlere Häufigkeit der Werte unter 20 Torr und der mittlere Sauerstoffdruck im vermessenen Feld (s. S. 37). Abweichungen von diesen Werten erlauben über die Verhältnisse des Sauerstoffdruckfeldes im pathologisch veränderten Muskel quantitative Aussagen zu machen.

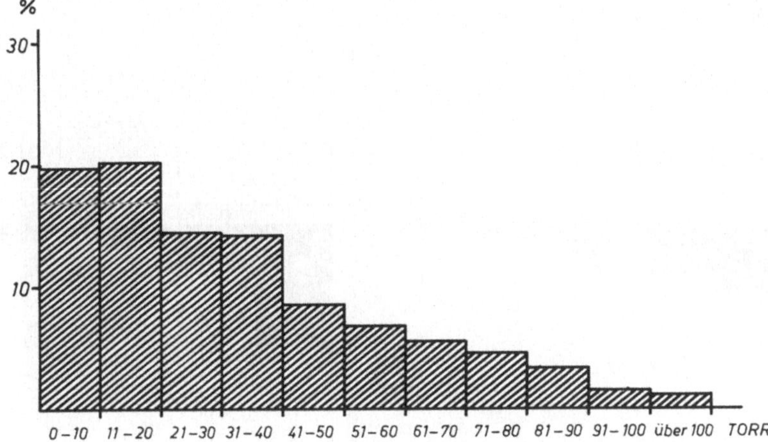

Abb. 66. Prozentuale, lineare Verteilung sämtlicher Sauerstoffdruckwerte bei Patienten mit Myopathien. Als Zeichen der Störung der lokalen Sauerstoffversorgung im Sinne einer Hypoxie findet sich das Maximum aller Werte (41%) in den beiden Gruppen unter 20 Torr. (850 Einzelmessungen)

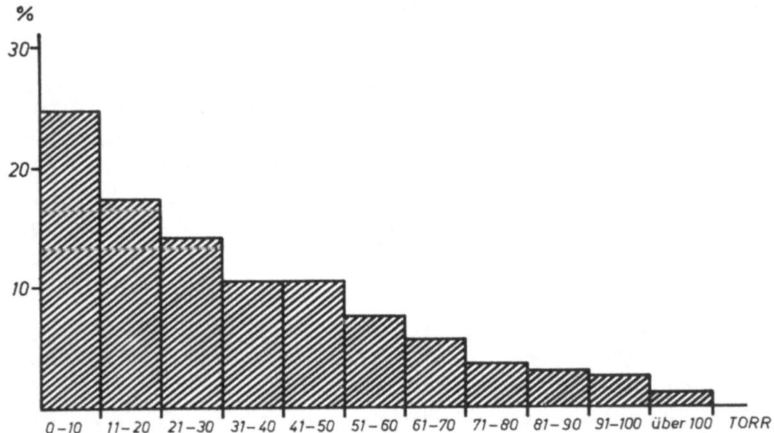

Abb. 67. Prozentuale, lineare Verteilung sämtlicher Sauerstoffdruckwerte bei Patienten mit neurogenen Affektionen der Muskulatur. Auch hier findet sich eine Störung der lokalen Sauerstoffversorgung im Sinne einer Hypoxie mit dem Maximum aller Werte (42%) in den beiden Gruppen unter 20 Torr. (1233 Einzelmessungen)

Es konnte gezeigt werden, daß bei den exogenen Myopathien (Prot. Nr. 19, 20, 21, 29/30, 31/32) eine lokale Hypoxie in der Muskulatur vorliegt. Besonders ausgeprägt ist sie bei den entzündlichen Erkrankungen der Muskulatur und erreicht im Falle G., H. (Prot. Nr. 31) extreme Werte. Hier finden sich im Sauerstoffdruckfeld unter 20 Torr 79,7% aller gemessenen Werte, und der mittlere Sauerstoffdruck ist mit 14,5 Torr stark erniedrigt. Eine Sonderstellung in dieser Gruppe der exogenen Myopathien nimmt die Patientin S., H. (Prot. Nr. 19) ein, die an einer Muskelglykogenose im Erwachsenenalter leidet. Bei ihr findet sich ebenfalls eine sehr ausgeprägte Störung der Sauerstoffversorgung, die nahezu gleiche Extremwerte wie im Falle G., H. erreicht. In einigen Fällen dieser Gruppe läßt sich neben der lokalen Hypoxie bei ausgeprägter Muskelfaserdegeneration auch ein Anstieg der CPK-Aktivität im Serum nach Muskelarbeit nachweisen (Prot. Nr. 19, 20, 29/30).

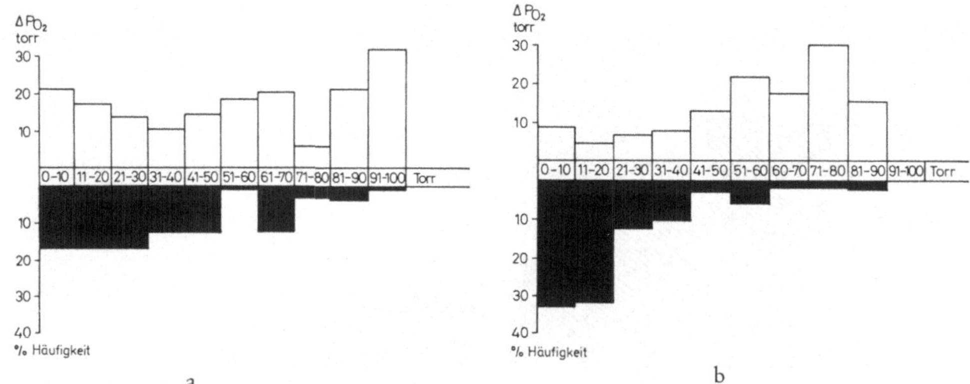

Abb. 68 a u. b. Sauerstoffdruckänderungen in der ruhenden Muskulatur. Messungen jeweils senkrecht zum Muskelfaserverlauf (M. tib. ant.) bezogen auf Meßpunktabstände von etwa 100. Dargestellt sind die mittleren Sauerstoffdruckänderungen (oberer Anteil) und ihre prozentuale Häufigkeit in den einzelnen Gruppen von 10 zu 10 Torr. a Untersuchungen bei Patienten mit unveränderter Muskulatur (132 Messungen). b Untersuchungen bei Patienten mit Myositis (174 Messungen)

Bei den endogen-dystrophischen Myopathien (Prot. Nr. 39, 40, 48, 51) ist eine lokale Hypoxie im Sauerstoffdruckfeld in fortgeschrittenen Stadien der Erkrankung vorhanden, wie die Darstellung in den Prot. Nr. 48 u. 51 zeigt. In frühen Stadien der Erkrankung (Prot. Nr. 40) findet sich keine deutliche lokale Hypoxie. Muskelbioptisch zeigt sich hier, daß die Muskelzellkerne nicht in die Faserschädigung mit einbezogen sind. Dagegen wird im Falle der myotonischen Dystrophie (Prot. Nr. 39) die lokale Hypoxie durch die erhöhte Capillarisierung, die auch bioptisch-histologisch nachgewiesen werden konnte, überdeckt.

Dagegen ist eine ausgeprägte lokale Hypoxie in einigen besonderen Fällen mit nucleär-neurogener Atrophie (Prot. Nr. 24, 46, 18) vorhanden, wenn auch hier die Korrelation zwischen lokaler Hypoxie und Fasermyolyse nicht so streng ist wie bei den exogenen Myopathien. Immerhin finden sich am Falle G., K. (Prot. Nr. 24) 81,9% aller gemessenen Werte im Sauerstoffdruckfeld unter 20 Torr, und der mittlere Sauerstoffdruck ist mit 14,7 Torr stark erniedrigt.

In der Gruppe der peripher-neurogenen Affektionen bzw. der Polyneuritiden ist nur vereinzelt eine geringfügige lokale Hypoxie nachzuweisen (Prot. Nr. 43, 37). Dagegen findet sich häufiger als Ausdruck einer verstärkten Vascularisation eine Rechtsverschiebung der Sauerstoffdruckverteilung mit einem erhöhten mittlerem Sauerstoffdruck (Prot. Nr. 43, 38, 37, 45, 26).

Ursächlich liegen den Verschiebungen im Sauerstoffdruckfeld Änderungen der *Sauerstoffdruckgradienten* zugrunde. Im ausgeprägt hypoxischen Muskel, wie z. B. bei den entzündlichen Muskelerkrankungen, sind die Sauerstoffdruckgradienten senkrecht zur Muskelfaser im besonders für die Sauerstoffversorgung des Gewebes interessierenden Bereich von 0—30 Torr pO_2 etwa nur halb so groß wie im normalen Muskel. Längs der Faser sind die Sauerstoffdruckgradienten im hypoxischen Muskel ebenfalls erniedrigt, ohne aber Minimalwerte zu erreichen (Abb. 68 a u. b).

Die durch direkte Messungen nachgewiesenen Änderungen der Sauerstoffdruckgradienten spiegeln nicht nur die veränderte Capillarversorgung wider, sondern sind auch ein Hinweis für einen verminderten lokalen Sauerstoffverbrauch im Falle der erniedrigten Gradienten.

Eine lokale Hypoxie bzw. Anoxie ist vorwiegend bei der muskelbioptisch nachgewiesenen Fasermyolyse bzw. Fasernekrose vorhanden. Im Falle der exogenen Myopathien zeigt sich eine gute Korrelation zwischen Hypoxie und muskelbioptischem Befund. In diesem Zusammenhang sind Untersuchungen von CATER u. SILVER zu erwähnen, die in nekrotischen Bezirken von Tumoren wesentlich niedrigere Sauerstoffdrucke als im umgebenden Gewebe gemessen haben.

Befunde im Sauerstoffdruckfeld, die für eine verstärkte Vascularisation sprechen, ergeben sich bei muskelbioptisch nachgewiesener frischer Denervation bzw. fortgeschrittener Denervation in Verbindung mit einer globalen Atrophie und Zusammenrücken der persistierenden Capillaren und übrigen Gefäße.

Zusammenfassung

Die Kenntnis der lokalen Sauerstoffversorgung ist nicht allein von physiologischem Interesse, sondern hat, wie in dieser Arbeit gezeigt werden konnte, eine besondere Bedeutung im Rahmen der Erarbeitung klinisch-pathophysiologischer Grundlagen der myogenen und neurogenen Erkrankungen der Muskulatur.

Aus physiologisch-experimentellen und klinischen Untersuchungen kennen wir bisher lediglich Mittelwerte zur Sauerstoffversorgung der Muskulatur, die sich aus methodischen Gründen immer auf ganze Muskelgruppen beziehen. Entscheidend ist aber für den Muskel die lokale Sauerstoffversorgung. Da der Sauerstofftransport im Muskel, wie auch in allen anderen Organen, durch Diffusion erfolgt, ermöglicht die Kenntnis der lokalen Sauerstoffdruckverteilung — des Sauerstoffdruckfeldes — eine Beurteilung der Sauerstoffversorgung.

Zur Ausmessung des Sauerstoffdruckfeldes im ruhenden M. tib. ant. des Menschen wurde eine neue Methode entwickelt, bei der die Sauerstoffdruckmessung mit sehr dünnen Platin-Nadelelektroden erfolgt. Vermessen wird jeweils ein etwa 10 mm³ großer Muskelbezirk. Die Beurteilung dieser Sauerstoffdruckfelder erfolgt nach der Häufigkeitsverteilung der einzelnen Sauerstoffdruckwerte in den verschiedenen Gruppen (bei Anordnung in Gruppen von 10 zu 10 Torr), nach der Wertehäufigkeit unter 20 Torr und nach dem mittleren Sauerstoffdruck.

Im gesunden Muskel findet sich dabei ein Häufigkeitsmaximum in der Gruppe von 21—30 Torr, die Häufigkeit der vorkommenden Sauerstoffdruckwerte in den Gruppen bis 20 Torr beträgt $9,3 \pm 4,6\%$, und der mittlere Sauerstoffdruck errechnet sich zu $38,1 \pm 6,6$ Torr.

Aufgrund der Untersuchungen dieser Sauerstoffdruckfelder findet sich sowohl bei 9 Patienten mit einer Myopathie als auch bei 13 Patienten mit einer nucleär-neurogenen bzw. peripher-neurogenen Affektion der Muskulatur eine Störung der lokalen Sauerstoffversorgung.

Dabei ist die lokale Hypoxie mit Extremwerten von $79,7\%$ aller Werte unter 20 Torr bei einem mittleren Sauerstoffdruck von 14,5 Torr bei Patienten mit exogenen Myopathien besonders ausgeprägt. Aber auch in einigen besonderen Fällen mit nucleär-neurogener Affektion werden solche Extremwerte erreicht. Die Patienten mit einer peripher-neurogenen Erkrankung zeigen eine Veränderung im Sauerstoffdruckfeld im Sinne einer verstärkten Vascularisation mit erhöhten mittleren Sauerstoffdruckwerten bis zu 66,1 Torr.

Die Untersuchungen der lokalen Sauerstoffversorgung mit der hier beschriebenen Methodik wurden in allen Fällen mit klinisch-neurologischen, biochemischen elektromyographischen und histologischen Untersuchungen korreliert. Dabei fand sich, daß eine *lokale Hypoxie,* die bei myogenen und bei neurogenen Muskelerkrankungen vorkommt, besonders in Fällen mit hervortretenden segmentalen Auflösungen der contractilen Substanz (Myolysen) und Einzelfasernekrosen nachzuweisen war.

Summary

Knowledge about local oxygen supply is of clinical as well as of physiological significance. These investigations of oxygen pressure fields in normal and diseased muscles, carried out in conjunction with traditional clinical-neurological methods of examination, show that disturbances of the local oxygen supply play a role in myopathic and neurogenic diseases of the muscle.

Until now the methods in use could be applied only to groups of muscles so that merely mean values were known for their oxygen supply. It will be readily understood that the decisive factor, especially in muscle disease, is not the oxygen supply to the whole muscle but local oxygen supply. Oxygen transport in the muscle takes place by diffusion, just as it does in other organs, and thus local oxygen-pressure distribution—i. e. the oxygen pressure field—is a significant parameter.

A new method has been developed for measuring oxygen pressure fields, using thin platinum needle electrodes which are carefully driven into the muscle by a micromanipulator. Thus it is possible to make step by step measurements in the resting muscle perpendicular to the muscle fibers. Oxygen pressure fields are evaluated by frequency distribution in groups of 10 Torr, by frequency of values falling below 20 Torr, and by mean oxygen pressure.

Frequency distribution in the normal muscle (Tib. anticus) gives a maximum in the group 21—30 Torr, $9.3 \pm 4.6^0/0$ of all values being under 20 Torr, and mean oxygen pressure 38.1 ± 6.6 Torr.

In 9 patients with different forms of myopathy and in 13 patients with neurogenic affection of muscle, an anomaly in the local oxygen supply was detected by this method. Excessive local hypoxia was found in exogenous myopathy, with $79.7^0/0$ of all measured values under 20 Torr and a mean oxygen pressure of 14.5 Torr. In some special cases of nuclear-neurogenic affection, similar extreme values were also found. In patients with peripheral-neurogenic affection a higher mean oxygen pressure of up to 66.1 Torr could be shown, perhaps caused by increased vascularisation of the tissues.

All measurements have been correlated with clinical, biochemical, electromyographic and histological findings. Local hypoxia was found especially in cases with severe myolysis and single fiber necroses.

Literatur

ADAMS, R. D., D. DENNY-BROWN, and C. M. PEARSON: Diseases of muscle — a study in pathology. 2nd. edn. London: H. Kimpton 1962.

ANDRES, R., G. CADER, and K. L. ZIERLER: The quantitative minor role of carbohydrate in oxydative metabolism by skeletal muscle in intact man in the basal state. Measurements of oxygen and glucose uptake and carbon dioxide and lactate production in the forearm. J. clin. Invest. 35, 671 (1956).

ANSCHÜTZ, F., E. FÖLSCH u. H. KAESTNER: Über Gewebegasdrucke der Muskulatur bei kardial und pulmonal bedingter arterieller Hypoxie. Z. Kreisl.-Forsch. 54, 176 (1965).

ASMUSSEN, E., E. H. CHRISTENSEN u. M. NIELSEN: Die O_2-Aufnahme der ruhenden und der arbeitenden Skeletmuskulatur. Skand. Arch. Physiol. 82, 212 (1939).

ÅSTRAND, P.-O., and E. H. CHRISTENSEN: Aerobic work capacity. In: Oxygen in the animal organism. Eds.: F. DICKENS and E. NEIL. Pergamon Press 1964, p. 295.

BÄNDER, A., u. M. KIESE: Die Wirkung des sauerstoffübertragenden Ferments in Mitochondrien aus Rattenlebern bei niedrigen Sauerstoffdrucken. Naunyn-Schmiedebergs Arch. exp. Path. Pharmak. 224, 312 (1955).

BALLINTIJN, C. N.: Fine tipped metal microelectrodes with glass insulation. Experientia (Basel) 17, 523 (1961).

BARTELS, H., u. W. REINHARDT: Eine einfache Methode zur Sauerstoffdruckmessung im Blut mit einer kunststoffüberzogenen Platinelektrode. Pflügers Arch. ges. Physiol. 271, 105 (1960).

BASS, A.: Energy metabolism in the denervated muscle. In: The effect of use and disuse on neuromuscular function. Eds.: E. GUTMANN and P. HNIK. Amsterdam-London-New York: Elsevier 1963, p. 413.

BECKMANN, R. (Hrsg.): Myopathien. Stuttgart: Thieme 1965.

— Entzündliche Myopathien. In: R. BECKMANN (Hrsg.): Myopathien. Stuttgart: Thieme 1965, S. 61.

BELLMAN, S., and ST. ZETTERQUIST: Oxygen utilization and lactate formation in the leg during exercise before and after arterial reconstruction in patients with intermittent claudication. Acta chir. scand. 132, 43 (1966).

BISHOP, G. H., and J. L. O'LEARY: The effects of polarizing current on cell potentials and their significance in the interpretion of central nervous system activity. Electroenceph. clin. Neurophysiol. 2, 401 (1950).

BLINKS, L. R., and SKOW: Proc. nat. Acad. Sci. (Wash.) 24, 420 (1938).

BOURNE, G. H., and MA. NELLY GOLARZ: Muscular dystrophy in man and animals. Basel-New York: S. Karger 1963.

GOLARZ DE BOURNE, N., and G. H. BOURNE: Histochemistry of normal skeletal muscle. In: Progress. Muskeldystrophie, Myotonie, Myasthenie. Eds.: E. KUHN. Heidelberg: Springer 1966, p. 469.

BRETSCHNEIDER, H. J., A. FRANK, E. KANZOW u. U. BERNARD: Über das Verhalten der Milchsäureausnutzung des Koronarblutes zur venösen Sauerstoffsättigung. Pflügers Arch. ges. Physiol. 264, 399 (1957).

— Sauerstoffbedarf und -versorgung des Herzmuskels. Verh. dtsch. Ges. Kreisl.-Forsch. 27. Tag. 1961, S. 32.

BÜCHER, TH.: Zit. bei H. KLINGENBERG (1959).

BUCHTHAL, F., and P. PINELLI: Muscle action potentials in polymyositis. Neurology (Minneap.) 3, 424 (1953).

BUCHTHAL, F., and P. PINELLI: Action potentials in musculatur atrophy of neurogenic origin. Neurology (Minneap.) 3, 591 (1953).
— Einführung in die Elektromyographie. München: Urban & Schwarzenberg 1958.
— The electromyogram. Wld Neurol. 3, 16 (1962).
BÜCHERL, E., u. M. SCHWAB: Der Einfluß von l-Adrenalin und l-Arterenol auf den Sauerstoffverbrauch des ruhenden Skeletmuskels. Pflügers Arch. ges. Physiol. 254, 327 (1952).
— — Der Sauerstoffverbrauch des ruhenden Skeletmuskels bei reflektorisch-nervöser Vasokonstriktion. Pflügers Arch. ges. Physiol. 254, 337 (1952).
BÜRGER, H., D. W. LÜBBERS u. TH. OCKENGA: Systematische Untersuchungen zur Messung des Sauerstoffdruckes mit der blanken Platinelektrode in Ringerlösung, Serum und Blut. Pflügers Arch. ges. Physiol. 265, 172 (1957).
BUTLER, R. A., J. F. NUNN, and S. ASKILL: Coiled cathode oxygen polarograph. Nature 196, 781 (1962).
CATER, D. B., and J. A. SILVER: Electrodes and microelectrodes used in biology. In: Reference Electrodes. Eds.: D. J. G. IVES and J. G. JANZ. New York: Academic Press 1961.
— Oxygen tension in neoplastic tissues. Tumori 50, 435 (1964).
— The significance of oxygen tension measurements in tissues. In: Oxygen measurement in blood and tissues. Eds.: J. P. PAYNE and D. W. HILL. Ciba Symp. London: J. A. Churchill 1966, p. 155.
CHAMBERS, R., and B. ZWEIFACH: Functional activity of the blood capillary bed, with special reference to visceral tissue. Ann. N. Y. Acad. Sci. 46, 683 (1945/46).
CHANCE, B.: Cellular oxygen requirements. Fed. Proc. 16, 671 (1957).
—, P. COHEN, F. JÖBSIS, and B. SCHOENER: Localized fluorometry of oxidation-reduction states of intracellular pyridine nucleotide in brain and kidney cortex of the anesthetized rat. Science 136, 325 (1962).
—, B. SCHOENER, and F. SCHINDLER: The intracellular oxidation-reduction state. In: Oxygen in the animal organism. Eds.: F. DICKENS and E. NEIL. I. U. B. Symp. Vol. 31. Pergamon Press 1964, p. 367.
CHARLTON, G.: A micro-electrode for determination of dissolved oxygen in tissue. J. appl. Physiol. 16, 729 (1961).
CLARK, L. C.: Monitor and control of blood and tissue oxygen tension. Trans. Amer. Soc. art. Int. Org. 2, 41 (1956).
—, G. MISRAHY, and R. P. FOX: Chronically implanted polarographic electrodes. J. appl. Physiol. 13, 85 (1958).
COTTRELL, F. G.: Der Reststrom bei galvanischer Polarisation, betrachtet als ein Diffusionsproblem. Z. physik. Chem. 42, 385 (1903).
CRAIGIE, E. H.: On the relative vascularity of various parts of the central nervous system of the albino rat. J. comp. Neurol. 31, 429 (1920).
— The vascularity of the cerebral cortex of the albino rat. J. comp. Neurol. 33, 193 (1921).
DANNEEL, v., H.: Über den durch diffundierende Gase hervorgerufenen Reststrom. Z. Elektrochem. 4, 227 (1897/98).
DAVIS, M. T., and N. M. GREENE: Polarographic studies of skin oxygen tension following sympathetic denervation. J. appl. Physiol. 14, 961 (1959).
DAVIES, P. W., and F. BRINK: Micro-electrodes for measuring local oxygen tension in animal tissues. Rev. sci. Instrum. 13, 524 (1942).
—, and D. W. BRONK: Rapid bursts of oxygen consumption in stimulated muscle. Rev. sci. Instrum. 13, 524 (1942).
— The oxygen cathode. In: Physical Techniques in Biological Research. Vol. IV. Eds.: V. L. NASTUK. New York: Academic Press 1964, p. 107.
DIEMER, K.: Eine verbesserte Modellvorstellung zur Sauerstoffversorgung des Gehirns. Naturwissenschaften 50, 617 (1963).
DOBBELSTEIN, H., u. A. STRUPPLER: Die Nervenleitgeschwindigkeit als diagnostisches Kriterium bei peripheren neurologischen Störungen. Fortschr. Neurol. Psychiat. 31, 616 (1963).
DOWBEN, R. M., and J. E. ROSE: Science 118, 22 (1953).
DREYFUS, J.-C., and SCHAPIRA: Biochemistry of hereditary myopathies. Springfield (Illinois-USA): Charles C. Thomas 1962.

EIFF, A. W. v., u. H. GÖPFERT: Ausmaß und Ursachen der Energieumsatz-Veränderungen bei geistiger Arbeit. Z. ges. exp. Med. 120, 72 (1952).

ENGEL, W. K.: The essentiality of histo- and cytochemical studies of skeletal muscle in the investigation of neuromuscular disease. Neurology 12, 778 (1962).

— Diseases of the neuromuscular function and muscle. In: Neurohistochemistry. Ed.: C. W. M. ADAMS. Elsevier Publ. Comp. 1965.

ERBSLÖH, F., u. P. KLÄRNER: Vergleichende klinische, bioptische und biochemische Untersuchungen bei chronischen Myopathien. Klin. Wschr. 31, 1059 (1953).

— Histo- und biochemische Befunde bei dystrophischen Myopathien. Dtsch. Z. Nervenheilk. 173, 503 (1955).

—, u. W. DIETEL: Über exogene Spätmyopathien. I. Polymyositis granulomatosa Boeck. Arch. Psychiat. Neurol. 199, 215 (1959).

— Die myotonische Dystrophie. Eine intern-neurologische und bioptisch-histologische Studie. Arch. Psychiat. Nervenkr. 201, 648 (1961).

—, u. W. D. BAEDECKER: Lupusmyopathie. Eine klinische, elektromyographische und bioptisch-histologische Studie. Dtsch. med. Wschr. 87, 2464 (1962).

— Differentialdiagnose der Stoffwechselerkrankungen des Zentralnervensystems (Degenerationen) — Muskelkrankheiten. In: G. BODECHTEL: Differentialdiagnose neurologischer Krankheitsbilder. 2. Aufl. Stuttgart: Thieme 1963.

— Die entzündlichen Erkrankungen der Skeletmuskulatur. Verh. dtsch. Ges. inn. Med. 71. Kongreß 1965, S. 207.

—, K. KUNZE u. B. RECKE: Myatrophic lateral sclerosis (ALS). — The primary generalization of a degenerative disease of the pyramidal motor system. Excerpta Medica Internat. Congr. Series No 154. 2nd Int. Congr. Neurogenetics and Neuroophthal. Montreal 1967.

— — —, u. M. ABEL: Die myatrophische Lateralsklerose. — Klinische, elektromyographische und bioptisch-histologische Untersuchungen an 112 Kranken. Deutsch. med. Wschr. 93, 1131 (1968).

EVANS, N. T. S., and P. F. D. NAYLOR: The measurement of partial pressure of oxygen in vivo. J. Polarograph. Soc. 2, 2 (1960).

FABEL, H., D. W. LÜBBERS u. B. RYBAK: Die Bestimmung des Myoglobingehalts und des kritischen Sauerstoffdruckes am schlagenden Kaninchenherzen „in situ". Pflügers Arch. ges. Physiol. 279, 32 (1964).

FALES, J. T., S. R. HEISEY, and K. L. ZIERLER: Blood flow from and oxygen uptake by muscle, during and after partial venous occlusion. Amer. J. Physiol. 203, 470 (1962).

FATT, J.: An ultramicro oxygen electrode. J. appl. Physiol. 19, 326 (1964).

FERDMAN, D. L.: Characteristic changes in muscle metabolism during muscle atrophy. In: The effect of use and dissue on neuromuscular functions. Eds.: E. GUTMANN and P. HNIK. Amsterdam-London-New York: Elsevier 1963, p. 407.

FRANK, K., and M. C. BECKER: Microelectrodes for recording and stimulation. In: Physical Techniques in Biological Research. Vol. V. Ed.: V. L. NASTUK. New York: Academic Press 1964.

FRIMMER, M., D. HEGNER u. W. WINKELMANN: Die Wirkung von 2,6-bis(Diaethanol-amino)-4,8-Dipiperidino-Pyrimido-(5,4-d)-Pyrimidin (Persantin) auf die Atmung von Mitochondrien bei niederen O_2-Drucken. Klin. Wschr. 41, 715 (1963).

GIBSON, A. H., u. C. GREENWOOD: J. biol. Chem. 240, 888 (1965).

GLASSTONE, S., and G. D. REYNOLDS: Influence of high frequency currents on polarized electrodes. Trans. Faraday Soc. 29, 399 (1933).

GLEICHMANN, U., u. D. W. LÜBBERS: Die Messung des Sauerstoffdruckes in Gasen und Flüssigkeiten mit der Pt-Elektrode unter besonderer Berücksichtigung der Messung im Blut. Pflügers Arch. ges. Physiol. 271, 431 (1960).

GLOSSMANN, H.: Polarographische Messungen der Atmung von Herzmuskelsarkomen der Ratte bei niedrigen Sauerstoffdrucken (unter Berücksichtigung der Wirkung eines Pyrimido-Pyrimidin-Präparates). Inaug.-Diss. Gießen 1967.

GOHLENHOFEN, K., u. H. GÖPFERT: Innervationstonus und Durchblutungsrhythmik des menschlichen Muskels. Verh. dtsch. Ges. Kreisl.-Forsch. 24, 338 (1958).

— — Der reflektorische Muskeltonus bei Durchblutungsmessung mit der Wärmeleitsonde nach HENSEL. Pflügers Arch. ges. Physiol. 266, 562 (1958).

GOHLENHOFEN, K., H. HENSEL u. G. HILDEBRANDT: Durchblutungsmessung mit Wärmeleitelementen. Stuttgart: Thieme 1963.

GOTOH, F., and J. S. MEYER: A combined electrode for recording absolute tensions of oxygen and carbon dioxide from small areas of tissue. Electroenceph. clin. Neurophysiol. 13, 119 (1961).

GRASSI, U.: Zur Theorie des Reststromes. Z. physik. Chem. 44, 460 (1903).

GREENE, N. M.: Changes in tissue oxygen tension and metabolism, in: Shock and Hypotension, eds. L. C. MILLS and J. H. MOYER. London: Grune & Stratton 1965, p. 360.

GROSSE-BROCKHOFF, F., H. REIN u. W. SCHOEDEL: Über Zusammenhänge zwischen Muskeldurchblutung, O_2-Mangel, CO_2-Spannung im Blute und Leistungsfähigkeit des Muskels. Pflügers Arch. ges. Physiol. 245, 593 (1942).

GRUNEWALD, W., u. D. W. LÜBBERS: Die Bedeutung asymmetrischer Capillarstrukturen für die Sauerstoffversorgung der Organe. 31. Tagung der Deutschen Physiol. Gesellschaft 1966.

— Theoretical analysis of the oxygen supply in tissue. In: Oxygen transport in Blood and Tissue. Eds.: D. W. LÜBBERS, U. C. LUFT, G. THEWS, and E. WITZLEB. Stuttgart: Thieme 1968, p. 100.

GULD, C.: A glass-covered platinum microelectrode. Med. Electronics Proc. of the 5th Int. Conf. on Med. Electronics. Liège 1963. Med. Electron. Biol. Engng. 2, 317 (1964).

HAMMERSEN, F.: Das Gefäßmuster der Skeletmuskulatur. In: Probleme der Haut- und Muskeldurchblutung. Bad Oeynhausener Gespräche VI. Berlin-Göttingen-Heidelberg: Springer 1964, p. 11.

Handbuch der Inneren Medizin. Neurologie Bd. V, Teil 1—3. 4. Aufl. Berlin-Göttingen-Heidelberg: Springer 1953.

HARTH, O., u. G. THEWS: Eine schnell anzeigende Platinelektrode zur fortlaufenden O_2-Analyse in der Atmungsluft. Pflügers Arch. ges. Physiol. 281, 100 (1964).

HEGNER, D., u. H. GLOSSMANN: Polarographische Messungen der Atmung bei niedrigen Sauerstoffdrucken. Z. f. Naturforschung 20 b, 234 (1965).

HEYCK, H., u. G. LAUDAHN: Fermentaktivitätsbestimmungen in der gesunden Muskulatur und bei Myopathien. III. Enzymaktivitätsänderungen im Serum bei Dystrophia musculorum progressiva. Klin. Wschr. 41, 905 (1963).

— — Fermentchemische Serumbefunde bei Myopathien. In: Myopathien. Hrsg.: R. BECKMANN. Stuttgart: Thieme 1965, S. 176.

HEYROWSKY, J.: Processes at mercury dropping cathode. Trans. Faraday Soc. 19, 785 (1923/24).

—, and M. SHIKATA: Researches with dropping mercury cathode. Rec. Trav. chim. Pays-Bas 44, 496 (1925).

— Polarographisches Praktikum. Berlin-Göttingen-Heidelberg: Springer 1948.

HILL, A. V., C. N. H. LONG, and H. LUPTON: Muscular exercise, lactic acid, and the supply and utilisation of oxygen. Proc. roy. Soc. 96, 438 (1924); — Proc. roy. Soc. 97, 84, 155 (1925).

— The diffusion of oxygen and lactic acid through tissues Proc. roy. Soc. 104, 40 (1928).

— The recovery heat production in oxygen after a series of muscle twitches. Proc. roy. Soc. 103, 183 (1928).

HILL, D. K.: The time-course of the oxygen consumption of stimulated frogs muscle. J. Physiol. (Lond.) 98, 207 (1940).

HILL, D. W.: Methods of measuring oxygen content of blood. In: Oxygen measurements in Blood and Tissues. Eds.: J. P. PAYNE and D. W. HILL. Ciba Symp. London: J. A. Churchill 1966, p. 63.

HINES, H. M., C. E. LEESE, and G. C. KNOWLTON: The metabolism of skeletal muscle undergoing atrophy of denervation. Amer. J. Physiol. 98, 50 (1931).

HOGAN, E. L., D. M. DAWSON, and F. C. A. ROMANUL: Enzymatic changes in denervated muscle. II. Biochemical studies. Arch. Neurol. 13, 274 (1965).

HOLMGREN, E.: Arch. mikr. Anat. 75, 240 (1910).

HOPF, H. C.: Das Elektromyogramm bei Nervenreizung. Fortschr. Neurol. Psychiat. 31, 585 (1963).

HUBEL, D. H.: Tungsten microelectrode for recording from single units. Science 125, 549 (1956).

Inch, W. R.: Problems associated with the use of the exposed platinum electrode for measuring oxygen tension in vivo. Canad. J. Biochem. **36**, 1009 (1958).

Jacobs, H.: Unveröffentlicht (1963), zit. bei M. Klingenberg.

Jöbsis, F. F.: Spectrophotometric studies on intact muscle. I. Components of the respiratory chain. II. Recovery from contractile activity. J. gen. Physiol. **46**, 905, 929 (1963).

Kaeser, H. E.: Veränderungen der Leitgeschwindigkeit bei Neuropathien und Neuritiden. Fortschr. Neurol. Psychiat. **23**, 221 (1965).

Kessler, M., u. D. W. Lübbers: Bestimmung des kritischen Sauerstoffdruckes an isolierten Lebermitochondrien. Pflügers Arch. ges. Physiol. **281**, 50 (1964).

Kety, S. S.: Determinants of tissue oxygen tension. Fed. Proc. **16**, 666 (1957).

Klingenberg, M.: Muskelmitochondrien. In: Ergebnisse der Physiologie, biologischen Chemie und experimentellen Pharmakologie. Bd. 55. Springer 1964, S. 131; — Muskelmitochondrien. In: Progressive Muskeldystrophie, Myotonie, Myasthenie. Hrsg.: E. Kuhn. Springer 1966, S. 489.

— u. D. W. Lübbers: Oxydative Endstrecke des Stoffwechsels. In: D-Glukose und verwandte Verbindungen in Medizin und Biologie. Hrsg.: H. Bartelheimer, W. Heyde u. W. Thorn. Stuttgart: Enke 1966.

Kolthoff, J. M., and J. J. Lingane: Polarography. New York-London: Interscience Publishers 1952.

Kramer, K., u. W. Quensel: Untersuchungen über den Muskelstoffwechsel des Warmblüters. I. Mitteilung: Der Verlauf der Muskeldurchblutung während der tetanischen Kontraktion. Pflügers Arch. ges. Physiol. **239**, 620 (1937).

—, F. Obal u. W. Quensel: Untersuchungen über den Muskelstoffwechsel des Warmblüters. III. Mitteilung: Die Sauerstoffaufnahme des Muskels während rhythmischer Tätigkeit. Pflügers Arch. ges. Physiol. **240**, 717 (1938).

—, W. Quensel u. K. E. Schäfer: Untersuchungen über den Muskelstoffwechsel des Warmblüters. IV. Mitteilung: Beziehungen zwischen Sauerstoffaufnahme und Milchsäureabgabe des Muskels während der Tätigkeit. Pflügers Arch. ges. Physiol. **240**, 730 (1938).

Kreukniet, J., and J. H. J. Maas: A new type of micro-pO_2-electrode unit. Pflügers Arch. ges. Physiol. **282**, 298 (1965).

Kreuzer, F., R. Watson, and J. M. Ball: Comparative measurements with a new procedure for measuring the blood oxygen tension in vitro. J. appl. Physiol. **12**, 65 (1958).

Krogh, A.: The rate of diffusion of gases through animal tissues, with same remarks on the coefficient of invasion. J. Physiol. (Lond.) **52**, 391 (1918/19).

— The number and distribution of capillaries in muscles with calculations of the oxygen pressure head necessary for supplying the tissue. J. Physiol. (Lond.) **52**, 409 (1918/19).

— The supply of oxygen to the tissues and the regulation of the capillary circulation. J. Physiol. (Lond.) **52**, 457 (1918/19).

—, and J. Lindhard: The changes in respiration at the transition from rest to activity. J. Physiol. (Lond.) **53**, 431 (1920).

Krog, J., and K. Johansen: Construction and characteristics of teflon-covered polarographic electrode for intravascular oxygen determination. Rev. sci. Intsrum. **30**, 108 (1959).

Kugelberg, E.: Electromyograms in muscular disorders. J. Neurol. Neurosurg. Psychiat. **10**, 122 (1947).

Kuhn, E. (Hrsg.): Progressive Muskeldystrophie, Myotonie, Myasthenie. Berlin-Heidelberg-New York: Springer 1966.

Kunze, K., u. D. W. Lübbers: Die Messung des lokalen Sauerstoffverbrauches von Organen in situ mit der Platinelektrode. Pflügers Arch. ges. Physiol. **274**, 74 (1961).

— — et B. Rybak: Mesure de la tension d'oxygène de la surface interne du coeur battant en place d'un Mammifère. C. R. Acad. Sci. (Paris) **253**, 904 (1961).

— — — Mesure de la consommation locale d'oxygène sur la paroi interne de l'oreillette droite en contraction d'un Mammifère. C. R. Acad. Sci. (Paris) **253**, 1066 (1961).

— — u. E. Windisch: Die Messung des absoluten Sauerstoffdruckes mit der Kammer-Pt-Elektrode in beliebigen Medien, insbesondere Blut und Gewebe. Pflügers Arch. ges. Physiol. **276**, 415 (1963).

— Die kontinuierliche Messung des absoluten Sauerstoffdruckes im strömenden Blut. Pflügers Arch. ges. Physiol. **278**, 40 (1963).

Kunze, K.: Eine Katheterelektrode zur kontinuierlichen Messung des Sauerstoffdruckes. Pflügers Arch. ges. Physiol. 279, 94 (1964).
— Kontinuierliche, absolute Sauerstoffdruckmessungen mit kurzen Impulsen. Pflügers Arch. ges. Physiol. 283, 36 (1965).
— Sauerstoffdruck und Durchblutung in der menschlichen Muskulatur. Pflügers Arch. ges. Physiol. 289, 59 (1966).
— Die lokale kontinuierliche Sauerstoffdruckmessung in der menschlichen Muskulatur. Pflügers Arch. ges. Physiol. 292, 151 (1966).
— In: Oxygen measurements in Blood and Tissue. Diskussionsbemerkung. Eds.: J. P. Payne and D. W. Hill. London: J. A. Churchill 1966, p. 120—123.
— Die Sauerstoffversorgung in der menschlichen Skeletmuskulatur. Pflügers Arch. ges. Physiol. 294, 44 (1967).
— Normal and critical oxygen dupply to the muscle. In: Oxygen Transport in Blood and Tissue. Eds.: D. W. Lübbers, U. C. Luft, G. Thews, and E. Witzleb. Stuttgart: Thieme 1968, p. 198.
— Significance of oxygen pressure field measurements in human muscle, with special remarks on PO_2 Micro-Needle Electrodes. Progr. resp. Res. 3, 153 (1969).
— Hypoxia, a possible cause in the development of muscle disease. Excerpta med. (Amst.). Amsterdam-New York-London-Paris-Mailand-Tokio-Buenos Aires (im Druck).
—, H. Gänshirt u. D. W. Lübbers: Unveröffentlichte Versuche.
Landis, E. M., and J. R. Pappenheimer: Exchange of substances through the capillary walls. In: Handbook of Physiology. Section 2: Circulation, Vol. II. Washington: American Physiological Society 1963, p. 961.
Langley, J. N., and M. Itagaki: The oxygen use of denervated muscle. J. Physiol. 51, 202 (1917).
Larimer, J. L., and Schmidt-Nielsen: Comp. Biochem. Physiol. 1, 19 (1960).
Larsson, L.-E., H. Linderholm, R. Müller, T. Ringquist, and R. Sörnäs: Hereditary metabolic myopathy with paroxysmal myoglobinuria due to abnormal glycolysis. J. Neurol. Neurosurg. Psychiat. 27, 361 (1964).
Laudahn, G.: Zur Biochemie der progressiven Muskeldystrophie. Vergleichende enzymatische Untersuchungen in Skeletmuskulatur, Serum und Vollblut von Gesunden und Patienten mit progressiver Muskeldystrophie. Habilitationsschrift. Freie Univ. Berlin 1963.
Lehninger, A. L.: In: The Mitochondrien. New York 1964.
Liew, H. D. van: Tissue gas tensions by microtonometry; results in liver and fat. J. appl. Physiol. 17, 359 (1962).
— Tissue pO_2 and pCO_2 estimation with rat subcutaneous gas pockest. J. appl. Physiol. 17, 851 (1962).
Lübbers, D. W.: Die Gewebsatmung der Herzmuskulatur. Bad Oeynhausener Gespräche II. Berlin-Göttingen-Heidelberg: Springer 1958.
— u. Th. Ockenga: Apparatur zur Messung des Sauerstoffdruckes in physiologischen Lösungen und Blut mit der Platinelektrode. Pflügers Arch. ges. Physiol. 268, 71 (1958).
— Pflügers Arch. ges. Physiol. 252, 56 (1960).
— u. K. Kunze: Kann man den absoluten pO_2 im Gehirngewebe mit der Platinelektrode messen? 22. Internationaler Physiologenkongreß. Leiden 1962, No. 754.
—, E. Betz, H. Fabel u. K. Kunze: Mittlerer Sauerstoffdruck, Durchblutung und lokaler Gewebsstoffwechsel an der Großhirnrinde der narkotisierten Katze. Pflügers Arch. ges. Physiol. 278, 84 (1963).
—, D. H. Ingvar, E. Betz, H. Fabel und F. W. Schmahl: Sauerstoffverbrauch der Großhirnrinde im Schlaf- und Wachzustand beim Hund. Pflügers Arch. ges. Physiol. 281, 58 (1964).
— Kritische Sauerstoffversorgung und Mikrozirkulation. Marburger Jahrbuch 1966.
— Sauerstoffversorgung und Gewebsatmung des Herzmuskels. Hauptreferat auf der 32. Tagung der Deutschen Physiologischen Gesellschaft. Berlin 1966.
—, and M. Kessler: Oxygen supply and rate of tissue respiration. In: Oxygen Supply in Blood and Tissue. Eds.: D. W. Lübbers, U. C. Luft, G. Thews, and E. Witzleb. Stuttgart: Thieme 1968, p. 90.
— Intercapillärer O_2-Transport und intracelluläre Sauerstoffkonzentration. 19. Colloqu. Gesellsch. Biol. Chemie 67. Berlin-Heidelberg-New York: Springer 1968.

Lübbers, D. W., u. K. Kunze: Unveröffentlichte Versuche.

McArdle, B.: Myopathy due to a defect in mucsle glycogen breakdown. Clin. Sci. 10, 13 (1951).

Mercker, H., B. Ochwadt u. W. Schoedel: Der Einfluß der Erregungsfrequenz und der Belastung auf Durchblutung und Sauerstoffaufnahme des Skeletmuskels. Pflügers Arch. ges. Physiol. 251, 73 (1949).

Meyerhof, O.: Die chemischen Vorgänge im Muskel. Berlin 1930.

— Der zeitliche Verlauf der Milchsäurebildung bei der Muskelkontraktion. Klin. Wschr. 10, 27 (1931).

Miller, A. T., D. M. Conoly, M. Gabriel, and M. S. Handy: Amer. J. Physiol. 197, 653 (1959).

Millikan, G. A. Experiments on muscle hemoglobin in vivo; the instantaneous measurement of muscle metabolism. Proc. roy. Soc. B 123, 218 (1937).

— Muscle hemoglobin. Phys. Rev. 19, 503 (1939).

Mittelbach, F.: Die Begleitmyopathie bei neurogenen Atrophien. Monographien aus dem Gesamtgebiete der Neurologie und Psychiatrie. Heft 113. Springer 1966.

Mochizuki, M., T. Koyama, K. Yokota, and K. Ishitani: In: Platinum blood flowmeter. Ed.: K. Higasi. The Research Institute of Applied Electricity, Hokkaido University. Sapporo (Japan) 1962.

Montgomery, H., and O. Horwitz: Oxygen tension of tissues by the polarographic method. I. Introduction: Oxygen tension and bloodflow of the skin of human extremities. J. clin. Invest. 29, 1120 (1950).

Mottram, R. F.: The oxygen consumption of human skeletal muscle in vivo. J. Physiol. (Lond.) 128, 268 (1955).

Mumenthaler, M.: Histologische Diagnostik der Myopathien. In: Myopathien. Hrsg.: R. Beckmann. Stuttgart: Thieme 1965, S. 73.

Nakamura, H.: The oxygen use of muscle and the effect of sympathetic nerves on it. J. Physiol. (Lond.) 55, 100 (1921).

Nastuk, W. L., and A. I. Hodgkin: The electrical activity of single muscle fibers. J. cell. comp. Physiol. 35, 39 (1950).

Naylor, P. F. D., and N. T. S. Evans: The measurement of oxygen tension by rapid voltage sweep polarography and bare platinum electrodes. J. Polarograph. Soc. 2, 9 (1960).

— — An electrode for measuring absolute oxygen tension in tissues. J. Polarograph. Soc. 2, 22 (1960).

Ogata, T.: Zit. von N. Golarz de Bourne u. G. H. Bourne. In: Progressive Muskeldystrophie, Myotonie, Myasthenie. Hrsg.: E. Kuhn. Springer 1966, S. 473.

Okinaka, S., H. Kumagai, S. Ebashi, H. Sugita, H. Momoi, Y Toyokura, and Y Fujie: Serum creatine phosphokinase. Arch. Neurol. 4, 520 (1961).

Olsen, R. A., F. S. Brackett, and R. G. Crickard: Oxygen tension measurement by a method of time selection using the stable platinum electrode with alternating potential. J. gen. Physiol. 32, 681 (1949).

Opitz, E., u. M. Schneider: Über die Sauerstoffversorgung des Gehirns und den Mechanismus von Mangelwirkungen. Ergebn. Physiol. 46, 126 (1950).

— u. G. Thews: Einfluß von Frequenz und Faserdicke auf die Sauerstoffversorgung des menschlichen Herzmuskels. Arch. Kreisl.-Forsch. 18, 137 (1952).

— u. D. W. Lübbers: Allgemeine Physiologie der Zell- und Gewebsatmung. In: Handbuch der Allgemeinen Pathologie. 4. Band, 2. Teil. Berlin-Göttingen-Heidelberg: Springer 1957.

Pappenheimer, J. R.: Vasoconstrictor nerves and oxygen consumption in the isolated perfused hindlimb muscles of the dog. J. Physiol. (Lond.) 99, 182 (1941).

— Blood flow, arterial oxygen saturation, and oxygen consumption in the isolated perfused hindlimb of the dog. J. Physiol. (Lond.) 99, 283 (1941).

Pearce, G. W., and J. N. Walton: Progressive muscular dystrophy: the histopathological changes in skeletal muscle obtained by biopsy. J. Path. Bact. 83, 535 (1962).

—, R. J. Pennington, and J. N. Walton: Serum enzyme studies in muscle disease. Part I. Variations in serum creatine kinase activity in normal individuals. J. Neurol. Neurosurg. Psychiat. 27, 1 (1964).

Pearce, G. W., R. J. Pennington, and J. N. Walton: Serum enzyme studies in muscle disease. Part II. Serum creatine kinase activity in muscular dystrophy and in other myopathic and neuropathic disorders. J. Neurol. Neurosurg. Psychiat. **27**, 96 (1964).

Pette, D.: Energieliefernder Stoffwechsel des Muskels unter zellphysiologischem Aspekt. In: Progressive Muskeldystrophie, Myotonie, Myasthenie. Hrsg.: E. Kuhn. Berlin-Heidelberg-New York: Springer 1966, S. 492.

Pirke, K.-M.: Das Verhalten der Serum-Kreatinphosphokinase im Belastungstest bei Muskelkranken. Inaug.-Diss. Gießen 1967.

Polgar, G., and R. E. Forster: Measurement of pO_2 in small unstirred blood samples with a CLARK — electrode covered with a relatively unpermeable membrane. Fed. Proc. **18**, 1713 (1959).

— — Measurement of oxygen tension in unstirred blood with a platinum-electrode. J. appl. Physiol. **15**, 706 (1960).

Porter, K. R., and G. E. Palade: Studies on endoplasmic reticulum: III. Its form and distribution in striated muscle cells. J. biophys. biochem. Cytol. **3**, 269 (1957).

Quensel, W., u. K. Kramer: Untersuchungen über den Muskelstoffwechsel des Warmblüters. II. Mitteilung: Die Sauerstoffaufnahme des Muskels während der tetanischen Kontraktion. Pflügers Arch. ges. Physiol. **240**, 698 (1938).

Ranvier, P. L.: Note sur les vaisseaux sanguins et la circulation dans le muscles rouges. Arch. Physiol. normal Path. **6**, 446 (1874).

Reichel, H.: Muskelphysiologie. Berlin-Göttingen-Heidelberg: Springer 1960.

Rein, H., u. M. Schneider: Die Auswirkung künstlicher Mangeldurchblutung auf den lokalen Stoffwechsel. Pflügers Arch. ges. Physiol. **239**, 451 (1937).

— — Die lokale Stoffwechseleinschränkung bei reflektorisch-nervöser Durchblutungsdrosselung. Pflügers Arch. ges. Physiol. **239**, 464 (1937).

— Die bestimmenden Faktoren für die Vasomotorik der Ruhedurchblutung des Skeletmuskels. Pflügers Arch. ges. Physiol. **248**, 100 (1944).

Richterich, R.: Zur Biochemie der progressiven Muskeldystrophie. In: Myopathien. Hrsg.: R. Beckmann. Stuttgart: Thieme 1965, S. 187.

— Biochemische Unterschiede zwischen Muskeldystrophie und Muskelatrophie. Cytoplasmatische Enzyme in der Muskulatur. In: Progressive Muskeldystrophie, Myotonie, Myasthenie. Hrsg.: E. Kuhn: Berlin-Heidelberg-New York: Springer 1966.

Riecker, G., H.-D. Bolte u. M. v. Bubnoff: Ein Verfahren zur Messung von Einzelfaserpotentialen menschlicher Muskelzellen in situ. Pflügers Arch. ges. Physiol. **227**, 231 (1963).

Romanul, F. C. A.: Distribution of capillaries in relation to oxydative metabolism of skeletal muscle fibres. Nature **201**, 307 (1964).

— Capillary supply and metabolism of muscle fibers. Arch. Neurol. **12**, 497 (1965).

—, and E. L. Hogan: Enzymatic changes in denervated muscle. I. Histochemical studies. Arch. Neurol. **13**, 263 (1965).

Roughton, F. J. W.: Proc. roy. Soc. (Lond.) **140**, 203 (1952).

Salomon, E.: Theorie des Reststromes, den man bei polarisierten Elektroden beobachtet. Z. physik. Chem. **24**, 55 (1897).

Sato, T., u. F. Kasugai: Über den Kohlehydrat- und Energieumsatz im atrophischen Muskel. Tohoku J. exp. Med. **26**, 336 (1935).

Saunders, R. L. de C. H., E. J. Lawrence, D. A. Maciver, and N. Nemethy: The anatomic basis of peripheral circulation in man. On the concept of the macromesh and micromesh as illustrated by the blood supply of muscle in man. In: L. Redish, F. F. Tango, and Ch. Saunders: Peripheral circulation in health and disease. New York: Grune & Stratton 1957.

Schaertlin, G. E.: Helv. Physiol. Acta **19**, 255 (1961).

Schapira, G., and J.-C. Dreyfus: Biochemical changes in muscle consequent upon interruption of the motor nerves. Amer. J. phys. Med. **38**, 207 (1959).

Schmidt-Nielsen, K., and P. Pennycuik: Capillary density in mammals in relation to body size and oxygen consumption. Amer. J. Physiol. **200**, 746 (1961).

Scholander, P. F.: Science **131**, 585 (1960).

Severinghaus, J. W., and A. F. Bradley: Electrodes for blood pO_2 and pCO_2 determination. J. appl. Physiol. **13**, 515 (1958).

SHEPHERD, J. T.: Physiology of the circulation in human limbs in health and disease. Philadelphia-London: Saunders 1963.

SHY, G. M., and K. R. MAGEE: A new congenital non-progressive myopathy. Brain **79**, 610 (1956).

—, T. WANKO, P. T. ROWLEY, A. G. ENGEL: Studies in familial periodic paralysis. Exp. Neurol. **3**, 53 (1961).

— The late onset myopathy. A clinico-pathologic study of 131 patients. Wld Neurol. **3**, 149 (1962).

SHY, G. M.: Some metabolic and endocrinological aspects of disorders of striated muscle. Res. Publ. Ass. nerv. ment. Dis. **38**, 274 (1964).

SIBLEY, J. A., and A. L. LEHNINGER: Determination of aldolase in animal tissues. J. biol. Chem. **177**, 859 (1949).

SILVER, I. A.: A simple microcathode for measuring pO_2 in gas or fluid. Med. Electron. Biol. Engng. **1**, 547 (1963).

— Some observations on the cerebral cortex with a ultra-micro, membrane-covered, oxygen electrode. Med. Electron. Biol. Engng. **3**, 377 (1965).

— Measurement of oxygen tension in tissues. In: Oxygen measurements in Blood and Tissues. Eds.: J. P. PAYNE and D. W. HILL. Ciba Symposium. London: J. A. Churchill 1966, p. 135.

SLATER, E. C.: Biochemistry of sarcosomes. In: Structure and Function of Muscle. Vol. II. New York-London: Academic Press 1960, p. 105; — In: Sympos. on Metabolic Control in Mitochondria. Amsterdam: Elsevier Publ. Comp. 1965.

SLYKE, D. D. VAN, and J. M. NEILL: The determination of gases in blood and other solutions by vacuum extraction and manometric measurement. J. biol. Chem. **61**, 523 (1924).

SOMMERKAMP, H., u. H. OEHMIG: Ein Herzkatheter mit kunststoffüberzogener Platinelektrode zur fortlaufenden Sauerstoffdruckmessung im strömenden Blute. Klin. Wschr. **21**, 1112 (1962).

SPALTEHOLZ, W.: Die Vertheilung der Blutgefäße im Muskel. Abh. sächs. ges. Wiss., phys.-math. Kl. **14**, 509 (1888).

SPROULE, B. J., W. F. MILLER, and I. E. CUSHING: Improved polarographic method for measuring oxygen tensions in whole blood. J. appl. Physiol. **11**, 365 (1957).

STAINSBY, W. N., J. T. FALES, and J. L. LILIENTHAL, JR.: Effect of stretch on oxygen consumption of dog skeletal muscle in situ. Bull. Johns Hopk. Hosp. **99**, 249 (1956).

—, and E. M. RENKIN: Autoregulation of blood flow in resting skeletal muscle. Amer. J. Physiol. **201**, 117 (1961).

—, and A. B. OTIS: Blood flow, blood oxygen tension, oxygen uptake, and oxygen transport in skeletal muscle. Amer. J. Physiol. **206**, 858 (1964).

STAUB, N. C.: A simple small oxygen electrode. J. appl. Physiol. **16**, 192 (1961).

SUGIOKA, K., and D. A. DAVIS: Hyperventilation with oxygen — a possible cause of cerebral hypoxia. Anesthesiology **21**, 135 (1960).

SVAETICHIN, G.: Low resistance micro-electrodes. Acta physiol. scand. **24**, Suppl. 86 (1951).

TELEPNEVA, V. J.: Changes of glycogenolysis in the denervated muscle. In: The effect of use and dissue on neuromuscular functions. Eds.: E. GUTMANN and P. HNIK. Amsterdam-London-New York: Elsevier 1963, p. 443.

THEWS, G.: Sauerstoffdiffusion im Gehirn. (Ein Beitrag zur Frage der Sauerstoffversorgung der Organe.) Pflügers Arch. ges. Physiol. **271**, 197 (1960).

— Theoretische Grundlagen für die Bestimmung der Verbrauchsfunktion des kontraktionsabhängig atmenden Muskels. Pflügers Arch. ges. Physiol. **273**, 367 (1961).

— Ein Mikroanalyse-Verfahren zur Bestimmung der Sauerstoffdrucke in kleinen Blutproben. Pflügers Arch. ges. Physiol. **276**, 89 (1962).

THOMSON, W. H. S.: Sources of error in the biochemical diagnosis of muscular dystrophy. J. Neurol. Neurosurg. Psychiat. **25**, 191 (1962).

TÖDT, F.: Elektrochemische Sauerstoffmessungen. Berlin: de Gruyter 1958.

VASLI, S.: Postischaemic polarography in human calf muscle. Copenhagen-Stockholm-Göteborg: Scandinavian University Books.

VERZÁR, F.: The influence of lack of oxygen on tissue respiration. J. Physiol. (Lond.) **45**, 39 (1912).

VOGELL, W.: Zit. bei M. KLINGENBERG.

WALTON, J. N. (ed.): Disorders of voluntary muscle. London: J. A. Churchill 1964.

WAHLEN, W. J., J. RILEY, and P. NAIR: A microelectrode for measuring intracellular P_{O_2}. J. appl. Physiol. **23**, 798 (1967).

WILSON, R. H., B. JAY, V. DOTY, H. PINGREE, and E. HIGGINS: Analysis of blood gases with gas adsorption chromatographie technique. J. appl. Physiol. **16**, 374 (1961).

WOHLFART, G.: Aktuelle Probleme der Muskelpathologie. Dtsch. Z. Nervenheilk. **173**, 426 (1955).

WOLBARSHT, M. L., E. F. MacNICHOL, JR., and H. G. WAGNER: Glass insulated platinum micro-electrode. Science **132**, 1309 (1960).

WOLFERTH, CH. C., JR., A. BOYD, JR., and W. T. FITTS, JR.: Polarographic studies on circulation in the dog. Surg. Forum **5**, 157 (1954).

WOLLENBERGER, A.: Die Mitochondrien im hypertrophen und insuffizienten Herzen. In: WOLLHEIM u. SCHNEIDER: Herzinsuffizienz, Haemodynamik und Stoffwechsel. Stuttgart: Thieme 1964, S. 202.

ZENKER, F. A.: Trichinose — Polymyositis. Virchows Arch. path. Anat. **18**, 564 (1860).

— Über Veränderungen der willkürlichen Muskeln beim Typhus abdominalis. Monographie. Leipzig 1864.

ZIEGLER, W. J.: „Zur mathematisch statistischen Methodik der Darstellung und Bewertung bioptisch erstellter pO_2-Meßwert-Verteilungen in der Muskulatur gesunder Probanden und von Patienten mit einer Myopathie oder neurogenen Muskelschädigungen", persönliche Mitteilung, 1967.

—, u. K. MULLEN: „Statistische Berechnungen". Birkhäuser Verlag, Basel, in Vorbereitung.

Sachverzeichnis

Schriftenreihe Neurologie — Neurology Series

1. KAHLE: Die Entwicklung der menschlichen Großhirnhemisphäre.   DM 58,—
2. PRILL: Die neurologische Symptomatologie der Niereninsuffizienz.   DM 64,—
3. KUNZE: Das Sauerstoffdruckfeld im normalen und pathologisch veränderten Muskel.   DM 58,—

Monographien aus dem Gesamtgebiete der Neurologie und Psychiatrie

Zuletzt erschienene Bände:

110. BERNER: Das paranoische Syndrom.   DM 48,—
111. ENKE: Der Verlauf in der klinischen Psychotherapie.   DM 46,—
112. ANGST: Zur Ätiologie und Nosologie endogener depressiver Psychosen.   DM 48,—
113. MITTELBACH: Die Begleitmyopathie bei neurogenen Atrophien.   DM 36,—
114. HOPF: Acrodermatitis chronica atrophicans und Nervensystem.   DM 42,—
115. FINKE: Ophthalmodynamographie in Neurologie und Psychiatrie.   DM 29,80
116. TÖLLE: Katamnestische Untersuchungen zur Biographie abnormer Persönlichkeiten.   DM 28,—
117. CORBOZ: Spätreife und bleibende Unreife.   DM 42,—
118. GULLOTTA: Das sogenannte Medulloblastom.   DM 28,—
119. FÜNFGELD: Psychopathologie und Klinik des Parkinsonismus vor und nach stereotaktischen Operationen.   DM 42,—
120. PETERSEN: Die Psychiatrie des primären Hyperparathyreoidismus.   DM 36,—
121. WYSS: Unzucht mit Kindern.   DM 29,60
122. HELMCHEN: Bedingungskonstellationen paranoid-halluzinatorischer Syndrome.   DM 42,—
123. SCHMALBACH: Experimentelle Untersuchungen über epileptische Reaktionen.   DM 36,—
124. KRUSE: Das myoklonisch-astatische Petit Mal.   DM 54,—
125. ERNST, KIND und ROTACH-FUCHS: Ergebnisse der Verlaufsforschung bei Neurosen.   DM 56,—
126. JANZARIK: Schizophrene Verläufe.   DM 48,—
127. SOLCHER: Zur Neuroanatomie und Neuropathologie der Frühfetalzeit.   DM 39,—
128. UNTERHARNSCHEIDT, JACHNIK und GÖTT: Der Balkenmangel.   DM 68,—
129. PAVLÁK: Die Bangsche Krankheit und das periphere Nervensystem.   DM 54,—